Saeed Bafaraj

CA 15-3 e PSA; avaliação do intervalo de referência normal em adultos saudáveis

Saeed Bafaraj

CA 15-3 e PSA; avaliação do intervalo de referência normal em adultos saudáveis

ScienciaScripts

Imprint

Cover image: www.ingimage.com

This book is a translation from the original published under ISBN 978-620-2-31414-5.

Publisher:
Sciencia Scripts
is a trademark of
Dodo Books Indian Ocean Ltd. and OmniScriptum S.R.L publishing group

120 High Road, East Finchley, London, N2 9ED, United Kingdom
Str. Armeneasca 28/1, office 1, Chisinau MD-2012, Republic of Moldova, Europe
Printed at: see last page
ISBN: 978-620-7-97752-9

**AGRADECER AOS PAIS, ESPOSA, IRMÃOS
E IRMÃS COM AMOR E
APREÇO PELO SEU INCRÍVEL
APOIO E ENCORAJAMENTO**

Reconhecimento

Mohamed Ahmed Hassan Eltayeb, pelo seu inestimável apoio e aconselhamento. Husaain Mohammed Ahmed, diretor-geral do Centro de Radiação e Isótopos de Cartum (RICK), pelas suas valiosas sugestões e ideias. Gostaria também de agradecer os esforços do Dr. Mustafa Mohammed Osman, que acrescentou e alterou mais objectivos, pelo que a sua ajuda tornou o resultado desta investigação mais abrangente.

Um agradecimento especial ao Dr. Ammar Mohamed Elamin, pois sem os seus conselhos consecutivos e o seu apoio científico este trabalho não teria sido possível.

Gostaria também de estender a minha gratidão ao Sr. Fa'yeg Elfadil e ao Sr. Osman Elmahdi, os meus parceiros assistentes durante a minha deslocação ao norte do Sudão.

Os meus agradecimentos aos meus colegas Dr. Nagy Ibrahim, à sua esposa, Sra. Rehab, ao Dr. Hammed Sidna e ao Dr. Mohamed Suleiman pelo seu apoio na realização deste estudo.

Um agradecimento excecional ao Ministro de Estado; Ministério da Saúde do Estado do Norte do Sudão pelo seu apoio e assistência sem paralelo.

O nosso reconhecimento é também extensivo ao pessoal da Comissão de Energia Atómica do Sudão, do Centro de Radiação e Isótopos de Cartum, do Ministério da Saúde do Estado do Norte do Sudão, do Hospital de Dongola, do Laboratório de Ensaio Radioimune (RIA) da Comissão de Energia Atómica do Sudão (SAEC) em Dongola, do Estado, da Estação de Meios de Comunicação Social de Dongola, do Hospital Elgoled, do Hospital Elsair, do Centro de Saúde Ocidental de Bena, do Laboratório Elgazeera e do Dispensário Elsafwa, pela sua cooperação recetiva durante este estudo.

Quero ainda agradecer à minha família e a todos os que participaram na realização deste estudo, em especial aos meus pais, à minha mulher, Sheikh Ahmed Abdullah Bafaraj, aos meus irmãos, Sr. Ahmed, Eng. Anwar e o Eng. Nabeel, pelo seu apoio extraordinário e pelo seu encorajamento incessante para a realização deste estudo.

Por último, mas acima de tudo, um grande agradecimento ao Departamento de Radioterapia e Medicina Nuclear, Faculdade de Ciências Radiológicas Médicas, Faculdade de Estudos de Pós-Graduação, da Universidade de Ciência e Tecnologia do Sudão, por ter proporcionado as oportunidades para preparar este estudo de doutoramento.

Conteúdo

Lista de abreviaturas:

ASCO: American Society of Clinical Oncology

NACB: National Academy of Clinical Biochemistry

EGTM: European Group on Tumor Markers

SOR: Standards, Options and Recommendations

DNA: Deoxyribu Nucleic Acid

MRNA: messenger Ribonucleic Acid

PSA: Prostate Specific Antigen

CA -125: Cancer Antigen 125

CA 15-3: Cancer Antigen 15-3

CEA: Carcino Embryonic Antigen

CR: Complete remission

PR: Partial remission

PD: Progressive disease

RIA: Radio Immuno Assay

CAPÍTULO 1

INTRODUÇÃO

O motivo para realizar esta investigação foi o reconhecimento do aumento notável dos casos de cancro no norte do Sudão, a partir dos registos do Radiation Isotopes Center Khartoum (RICK). Consequentemente, esta investigação foi realizada para estabelecer os níveis normais de alguns marcadores tumorais que são amplamente utilizados para o rastreio do cancro entre as pessoas em risco.

O plano de investigação foi dividido em quatro fases, a saber Primeiro: o conceito teórico da investigação de outubro de 2003 a janeiro de 2004. Segunda: recolha de amostras na área de estudo. Terceiro: medição do CA 15-3 e do PSA utilizando RIA para as amostras que foram recolhidas no norte do estado e também para as amostras dos doentes. Por último: análise estatística e redação da tese.

O cancro é um problema crescente. É uma causa significativa de morte nas sociedades industrializadas, onde a esperança de vida abrange a incidência máxima de cancro na meia-idade e na velhice.

Os recentes avanços no domínio das ciências biológicas despertaram um novo interesse na área dos biomarcadores do cancro. A sequenciação do genoma humano forneceu informações estruturais fundamentais sobre todos os genes humanos. Ter todos os genes na mesa permite aos cientistas e investigadores estudá-los sistematicamente a nível global como biomarcadores candidatos para o cancro ou outras doenças. Além disso, o advento de tecnologias de elevado rendimento, incluindo microarrays e espetrometria de massa biológica, permitiu a realização de milhares de medições em curtos períodos de tempo. O desenvolvimento de abordagens bioinformáticas poderosas, para combinar esta informação num resultado significativo, contribuiu também enormemente para estas novas tecnologias. É, pois, natural que as pessoas que trabalham neste domínio se sintam optimistas quanto à possibilidade de estes novos recursos e tecnologias facilitarem a descoberta de novos biomarcadores do cancro com maior sensibilidade e especificidade.

As instituições académicas e as empresas farmacêuticas e de diagnóstico estão a utilizar estas estratégias de elevado rendimento para descobrir os biomarcadores do cancro do futuro. As empresas farmacêuticas estão agora muito interessadas em desenvolver diagnósticos porque querem utilizá-los para otimizar e validar clinicamente os seus alvos de medicamentos.

O objetivo de todos estes esforços não é apenas a descoberta de novos diagnósticos. Muitos trabalhos centram-se em novos esquemas de classificação do cancro, baseados em alterações moleculares ou alterações da expressão genética. Os investigadores esperam conceber novas estratégias terapêuticas e tratamentos individualizados que possam ser eficazes em subgrupos, em vez de em toda a população de doentes.

Muitos investigadores acreditam que os melhores marcadores de cancro já foram descobertos. Parece também que as abordagens mais promissoras para o futuro serão a utilização de painéis de biomarcadores do cancro, que podem ser combinados com algoritmos de inteligência artificial para produzir informação de diagnóstico, previsão e classificação mais poderosa do que nunca. É muito provável que estas previsões se concretizem nos próximos 3 a 5 anos (Sackett et al., 1996).

Algumas organizações centraram-se nas aplicações dos marcadores tumorais em cancros específicos, por exemplo, a American Society of Clinical Oncology (ASCO), com o cancro da mama e colorrectal, enquanto outras consideraram a sua utilização numa série de cancros, por exemplo, a National Academy of Clinical Biochemistry (NACB) e o European Group on Tumor Markers (EGTM). Em França, o projeto "Standards, Options and Recommendations" (SOR), que teve início em 1993, envolveu a colaboração frutuosa da Federação dos Centros Franceses do Cancro, dos 20 Centros Regionais Franceses do Cancro, de várias universidades públicas francesas e hospitais gerais, clínicas privadas e sociedades de especialidades médicas, produzindo orientações impressionantemente completas para vários tumores malignos. A metodologia francesa, tal como a de outros grupos, baseia-se na revisão da literatura, seguida de uma avaliação crítica por um grupo multidisciplinar de peritos e, finalmente, da validação do projeto de orientações por especialistas na prestação de cuidados oncológicos. Embora sejam efectuadas revisões sistemáticas quantitativas, em que os artigos são inspeccionados quanto à suscetibilidade de enviesamento, e meta-análises, existem ainda poucas revisões sistemáticas especificamente relacionadas com marcadores tumorais na base de dados da Biblioteca Cochrane e, de um modo geral, foram efectuadas pesquisas bibliográficas normais.

Uma definição abrangente de marcador tumoral é uma ferramenta que permite ao clínico responder a questões clinicamente relevantes relativamente a uma doença oncológica. No entanto, a maioria dos investigadores neste domínio preferiria provavelmente a seguinte definição específica de marcador tumoral: uma molécula, um processo ou uma substância que é alterada quantitativa ou qualitativamente em condições pré-cancerosas ou cancerosas, sendo a alteração detetável por um ensaio. As alterações podem ser produzidas quer pelo próprio tumor, quer pelo tecido saudável circundante, como resposta às células tumorais. Independentemente da definição preferida, o marcador tumoral em si pode ser o ácido desoxirribonucleico (ADN), o ácido ribonucleico mensageiro (ARNm), uma proteína ou processos (apoptose, angiogénese, proliferação, etc.) medidos quantitativa ou qualitativamente através de um ensaio adequado.

Existem muitos tipos diferentes de marcadores tumorais. Alguns são produzidos apenas por um único tipo de cancro; vários tipos de cancro podem produzir outros. A maioria dos marcadores tumorais utilizados atualmente são proteínas ou partes de proteínas. São detectados através da combinação do sangue ou da urina do doente com anticorpos feitos para reagir com essa proteína específica.

Além disso, os tipos de amostras em que o marcador tumoral é detectado podem ser diferentes: tecido, sangue (plasma/soro), saliva, urina, etc.

Os ensaios de marcadores tumorais podem ter formatos muito diferentes, desde modelos animais complexos a kits de teste imunohistoquímicos. O formato mais comummente utilizado é provavelmente o imunoensaio, que é uma metodologia bem caracterizada. No entanto, este campo é novo e está a progredir rapidamente, e os ensaios avançados, como os microarrays e a espetrometria de massa, estão a tornar-se tecnologias estabelecidas na investigação de marcadores tumorais.

O primeiro marcador tumoral conhecido foi descrito em 1846, quando Henry Bence-Jones comunicou a precipitação de uma proteína na urina acidificada de doentes com mieloma múltiplo. A deteção da cadeia leve da imunoglobulina monoclonal nesta doença continua a ser utilizada e, desde então, muitos potenciais marcadores tumorais foram descritos na literatura. Exemplos de tais marcadores em utilização clínica são a alfa-fetoproteína para tumores do fígado, testículos e outros tumores da linha de células germinativas, o CA125 para o cancro epitelial do ovário, o antigénio específico da próstata (PSA) para o cancro da próstata e os receptores de hormonas esteróides (receptores de estrogénio e progesterona) utilizados no tratamento do cancro da mama. No entanto, como o campo dos marcadores tumorais se expandiu rapidamente nas últimas duas décadas, com um aumento concomitante de relatórios publicados (Stieber et al. 1999).

Um marcador tumoral de diagnóstico é um marcador que ajuda na deteção de uma doença maligna num indivíduo. De preferência, o marcador deve ser específico do tecido e não deve ser influenciado por doenças benignas do tecido/órgão em causa. Assim, um marcador de diagnóstico deve apresentar níveis elevados de sensibilidade e especificidade de diagnóstico para ter valor clínico, especialmente se o marcador for utilizado para fins de rastreio (em massa). A medição de um marcador de prognóstico fornece ao médico uma ferramenta para estimar o risco de recorrência da doença e/ou morte relacionada com o cancro para um doente individual após a remoção cirúrgica inicial do cancro, mas sem a administração de terapia adjuvante.

Os marcadores de rastreio pertencem à subclasse dos marcadores de diagnóstico. A questão principal no desenvolvimento de novos marcadores para o rastreio de populações para a presença de cancro é a especificidade e a sensibilidade do marcador relativamente ao diagnóstico.

Os marcadores tumorais não são normalmente utilizados para diagnosticar o cancro. O cancro só pode ser diagnosticado através de uma biopsia. Embora os marcadores tumorais tenham sido inicialmente desenvolvidos para testar o cancro em pessoas sem sintomas, apenas o PSA tem desempenhado esse papel. No entanto, os marcadores podem ajudar a diagnosticar a origem de um cancro generalizado num doente sem história prévia. Um exemplo típico é encontrado em mulheres que se apresentam para exame com cancro em toda a pélvis e abdómen. A presença de um nível elevado de CA 125 sugere fortemente a existência de cancro do ovário, mesmo que o cirurgião veja apenas uma massa de tumor e não consiga localizar os ovários dentro dessa massa.

Os marcadores são também utilizados para detetar cancro recorrente. Muitas mulheres com cancro da mama, por exemplo, fazem análises de sangue anuais para detetar os níveis de CA-15-3. Isto pode detetar a recorrência do cancro antes de a mulher apresentar sintomas. No entanto, muitos médicos questionam o valor do teste, porque ninguém demonstrou uma vantagem real na deteção precoce do cancro da mama recorrente. Normalmente, o cancro produz sintomas ou pode ser detectado pelo médico por volta da altura em que o nível de CA 15-3 aumenta.

No entanto, as medições dos níveis dos marcadores tumorais não são suficientes para diagnosticar o cancro pelas seguintes razões

- Os níveis de marcadores tumorais podem estar elevados em pessoas com doenças benignas.
- Os níveis de marcadores tumorais não estão elevados em todas as pessoas com cancro,

especialmente no início da doença.

fases da doença.

Muitos marcadores tumorais não são específicos de um determinado tipo de cancro; o nível de um marcador tumoral pode ser aumentado por mais de um tipo de cancro. Para além do seu papel no diagnóstico do cancro, os níveis de alguns marcadores tumorais são medidos antes do tratamento para ajudar os médicos a planear a terapêutica adequada. Em alguns tipos de cancro, o nível de marcadores tumorais reflecte a extensão (estádio) da doença e pode ser útil para prever a resposta da doença ao tratamento. O nível de marcadores tumorais pode também ser medido durante o tratamento para monitorizar a resposta do doente ao tratamento. Uma diminuição ou um regresso ao normal do nível de um marcador tumoral pode indicar que o cancro respondeu favoravelmente à terapêutica. Se o nível do marcador tumoral aumentar, pode indicar que o cancro está a crescer. Finalmente, as medições do nível de marcadores tumorais podem ser utilizadas após o fim do tratamento, como parte dos cuidados de acompanhamento para verificar se há recidiva. Atualmente, a principal utilização dos marcadores tumorais é para avaliar a resposta do cancro ao tratamento e para verificar se há recidiva. Os cientistas continuam a estudar estas utilizações dos marcadores tumorais, bem como o seu potencial papel na deteção e diagnóstico precoce do cancro. O médico do doente pode explicar o papel dos marcadores tumorais na deteção, no diagnóstico ou no tratamento dessa pessoa. De seguida, são descritos alguns dos marcadores tumorais mais frequentemente medidos (Sturgeon 2001).

CAPÍTULO 2
MARCADOR DE TUMOR

2.1. Marcador tumoral

2.1.1. Definição

Uma molécula, um processo ou uma substância, que é alterada quantitativa ou qualitativamente em condições pré-cancerosas ou cancerosas.

2.1.2. Classificação dos marcadores tumorais

Os marcadores tumorais são substâncias que podem ser detectadas no sangue, na urina ou nos tecidos corporais de alguns doentes com determinados tipos de cancro. Tradicionalmente, os marcadores tumorais dividem-se em duas grandes categorias:

1) Marcadores derivados do tumor: são moléculas produzidas pelas células neoplásicas. Incluem antigénios de diferenciação, antigénios oncofetais, isoenzimas, hormonas, proteínas específicas dos tecidos, oncogenes e respectivos produtos, genes supressores de tumores e respectivos produtos, bem como mucinas e outras glicoproteínas ou glicolípidos.

As células transformadas podem produzir substâncias que não estão presentes nos tecidos normais diferenciados em que o tumor surge, ou podem produzir substâncias que são caraterísticas do desenvolvimento embrionário normal (antigénios oncofetais).

Inicialmente, acreditava-se que as células tumorais poderiam adquirir a capacidade de elaborar novas moléculas não encontradas nas células normais. Posteriormente, no entanto, estudos exaustivos revelaram que estas moléculas também estavam presentes nas células normais em determinadas fases de desenvolvimento ou com baixos níveis de expressão, limitando assim a sua utilização como marcador tumoral.

2) Marcadores associados ao tumor ou de resposta do hospedeiro: que incluem os produtos metabólicos e imunológicos do tecido não normal produzidos em resposta à presença de tecido neoplásico. Marcadores associados ao tumor (resposta do hospedeiro): Por outro lado, têm sido utilizados para fornecer informações adicionais sobre determinados cancros, para determinar ou confirmar a extensão da doença ou o seu prognóstico.

2.1.3. Análise dos marcadores tumorais

A análise de marcadores tumorais constitui uma parte considerável dos testes de química clínica de rotina. Este domínio de investigação melhorou consideravelmente nos últimos 50 anos. Foram descobertos muitos marcadores tumorais novos, que são atualmente utilizados por rotina no rastreio do cancro, no diagnóstico, na monitorização e na previsão da resposta terapêutica. Apesar destes avanços, é evidente que a contribuição destes marcadores para o tratamento dos doentes e, sobretudo, para a alteração dos resultados clínicos é relativamente limitada. A maioria, se não todos, os marcadores que utilizamos atualmente estão comprometidos pela sua baixa sensibilidade e especificidade diagnósticas. A natureza do cancro como doença é tal que não é aceitável diagnosticar mal ou tratar mal os doentes. Por esta razão, os marcadores tumorais não são utilizados para o diagnóstico definitivo; são utilizados como auxiliares para ajudar os médicos a tomar decisões, depois de combinarem outros dados clínicos e de diagnóstico (Sackett et al., 1996).

2.1.4. Recomendações das diretrizes

Muitas das recomendações das diretrizes são relativamente gerais, fornecem conselhos sobre quais os marcadores a medir em doenças malignas específicas e as suas aplicações adequadas (por exemplo, rastreio, diagnóstico e monitorização). É útil comparar as recomendações feitas por diferentes grupos, considerando as possíveis razões para as diferenças, caso existam um desses marcadores é o marcador tumoral (Sackett et al., 1996).

2.1.5. Descrição dos marcadores tumorais

Os marcadores tumorais, ou antigénios, são substâncias produzidas no organismo por tumores malignos. A sua deteção é útil tanto no diagnóstico do cancro como na monitorização da terapêutica. Este livro simples fornece uma visão geral abrangente concebida para ajudar os médicos que lidam com doentes com cancro. As contribuições das principais autoridades incluem discussões sobre técnicas de deteção de marcadores tumorais, receptores de esteróides, anticorpos monoclonais, citometria de fluxo, anomalias cromossómicas, radioimunodetecção, hormonas ectópicas e marcadores celulares na leucemia, antigénios nucleolares e marcadores não específicos (Eissa 1998).

2.1.6. Utilização de marcadores tumorais

Os critérios para aceitar ou rejeitar um marcador tumoral para fins clínicos dependem do facto de o conhecimento dos níveis do marcador num doente individual poder ser utilizado de forma fiável para tomar decisões terapêuticas que melhorem o resultado. A deteção e/ou monitorização de alterações neoplásicas pode ser útil em várias situações distintas, que o Painel designou por "utilizações". Estas utilizações incluem o rastreio de novos cancros primários, o diagnóstico diferencial, a previsão do prognóstico (de doença primária ou metastática recentemente diagnosticada) e a monitorização da evolução clínica.

Bates (1991) afirmou que quase todos os marcadores podem estar elevados em doenças benignas e que a maioria dos marcadores não está elevada nas fases iniciais da malignidade. A elevação extrema dos marcadores indica frequentemente um mau prognóstico e, nalgumas doenças malignas, pode indicar a necessidade de um tratamento mais agressivo. Os marcadores tumorais têm o seu valor mais elevado quando são utilizados para monitorizar a terapêutica em doentes com cancro disseminado. Quase todos os marcadores apresentam alguma correlação com a evolução clínica de uma doença, com a elevação dos marcadores em qualquer fase a diminuir para o normal após uma intervenção terapêutica. O aumento dos níveis de marcadores pode acompanhar a doença recorrente, mas os marcadores podem detetar uma recorrência oculta em apenas algumas doenças, facilitando assim a segunda tentativa de cura. Embora pareça improvável que venha a ser identificado um marcador tumoral ideal para cada neoplasia maligna, já estão disponíveis vários marcadores úteis. O aumento do nosso conhecimento sobre as capacidades e limitações dos marcadores existentes permitir-nos-á utilizá-los judiciosamente no tratamento do cancro (Bates 1991).

Os marcadores que predizem o prognóstico podem ser subdivididos nos que predizem o resultado independentemente dos efeitos do tratamento (factores de prognóstico) e nos que predizem a resposta ou o benefício da terapêutica (factores preditivos). A evolução clínica pode ser monitorizada por duas razões: (1) para determinar se um doente sem doença detetável após a terapêutica primária e/ou adjuvante tem indícios de recidiva iminente; ou (2) para determinar o estado (progressão, regressão ou doença estável) de um doente com doença detetável, particularmente em resposta a uma terapêutica específica. Em última análise, os marcadores foram recomendados para utilização apenas se os dados publicados confirmassem um impacto favorável (ou fornecessem utilidade) num dos resultados relevantes para uma das utilizações.

Os marcadores tumorais são úteis na medida em que servem como detectores precoces de cancro em pessoas em risco, indicadores de prognóstico, monitores de terapia e deteção de doença residual e método não invasivo de deteção de recorrência (Eissa 1998).

(Gion et al., 1996) afirmaram que a avaliação dinâmica dos marcadores tumorais é uma área de investigação promissora, que se espera que forneça informações clínicas quando estão disponíveis amostras em série do mesmo doente. Isto é possível na avaliação pós-operatória, durante o acompanhamento após o tratamento do tumor primário e na monitorização do tratamento da doença metastática. As variações entre amostras em série podem ser avaliadas utilizando abordagens empíricas e matemáticas. As abordagens empíricas baseiam-se na superação de uma determinada percentagem geralmente escolhida com base em decisões arbitrárias. As abordagens matemáticas incluem a semi-vida real, o tempo de duplicação, uma análise de regressão dose/tempo e o cálculo da diferença crítica. As duas primeiras são atualmente utilizadas na prática clínica, enquanto as duas últimas são ainda objeto de investigação. No que diz respeito à avaliação da radicalidade da cirurgia do tumor primário, os marcadores séricos são utilizados nos tumores de células germinativas e no cancro da próstata. A semi-vida dos marcadores é o critério de decisão utilizado nos cancros de células germinativas, enquanto no cancro da próstata se espera que o PSA seja indetetável mais de 30 dias após a prostatectomia radical. Os marcadores tumorais são atualmente utilizados durante o acompanhamento de vários tumores malignos após o tratamento do tumor primário. Embora estejam disponíveis várias amostras, os critérios de decisão continuam a basear-se em valores de corte positivos/negativos em vários casos. Estão a ser investigadas abordagens dinâmicas promissoras, que deverão conduzir a informações mais precoces e provavelmente mais exactas sobre a progressão da doença. Um ponto crítico ainda em debate é o impacto real dos marcadores tumorais na sobrevivência dos doentes em doenças malignas incuráveis quando metastáticas, como o cancro colorrectal e o cancro da mama. Esta questão exige urgentemente estudos clínicos prospectivos. Por último, a utilização dinâmica de marcadores tumorais é atualmente aplicada com frequência na monitorização da terapêutica de doenças malignas metastáticas. Neste contexto clínico, são utilizados critérios matemáticos para tumores do ovário e de células germinativas com resultados promissores.

No entanto, a utilização de critérios empíricos, nomeadamente a percentagem de variação entre duas amostras consecutivas, é utilizada com sucesso para a monitorização da terapêutica do cancro da mama metastático. Em conclusão, quando estão disponíveis várias amostras de um doente individual, estas podem ser avaliadas de acordo com critérios dinâmicos em vez de se referir a um ponto de corte convencional positivo/negativo. Embora se espere que os critérios de decisão matemáticos forneçam dados mais fiáveis, também são utilizadas abordagens empíricas que fornecem informações úteis para a tomada de decisões.

Robert & Mellors (1999) afirmam que os marcadores tumorais ou produtos bioquímicos (proteínas, enzimas, hormonas) de determinados tipos de células tumorais podem ser detectados e medidos em laboratório através de análises ao sangue. Nalguns tumores, o marcador está também associado à célula normal de origem e é produzido em excesso pelas células tumorais. Noutros tumores, o marcador não está associado à célula normal de origem, mas é produzido normalmente durante algum tempo na vida fetal. Este tipo de marcador tumoral é designado por proteína oncofetal (antigénio) e a sua indução nas células tumorais resulta da diferenciação e da depressão da informação genética da célula.

Em geral, os marcadores tumorais são produtos biológicos específicos de tecidos ou órgãos (não específicos de tumores) que podem ser clinicamente úteis como monitores do efeito da terapia tumoral, indicadores de recorrência tumoral ou estimativa do prognóstico. Na sua maioria, a sua aplicação prática é melhor considerada noutro local em relação à história natural dos cancros de órgãos específicos.

Porquê rastrear o cancro?

Quanto mais cedo o cancro for diagnosticado, maior é a probabilidade de sobrevivência a longo prazo.

Quantas mortes por cancro por ano poderiam ser evitadas através do rastreio?

As estimativas variam entre 3% e 35%, dependendo de uma série de pressupostos (National Cancer Instituto: Controlo do cancro, objectivos para a nação 1985-2000).

Quem está em risco?

Sabe-se que algumas pessoas têm um risco elevado de cancro, como as que têm uma história pessoal de cancro ou uma forte história familiar de cancro (em dois ou mais familiares de primeiro grau).

O facto de as crianças poderem herdar genes anormais que aumentam o risco de cancro está bem estabelecido.

O tabagismo e o álcool aumentam o risco de cancro.

No entanto, cada um de nós está potencialmente em risco.

2.2. Melhoria da deteção precoce

Nas fases iniciais, o cancro pode não apresentar quaisquer sintomas visíveis. Os marcadores tumorais aparecem no sangue em relação ao desenvolvimento de alguns dos cancros mais importantes.

A medição ou identificação de marcadores tumorais é útil porque pode detetar substâncias no sangue em fases iniciais, um sinal de que é necessária mais atenção médica.

2.3. Resultados anómalos

Uma taxa de marcadores moderadamente elevada pode sugerir todo o tipo de doenças benignas e uma doença mais grave. Uma visita ao médico seria essencial para esclarecer a questão.

2.4. Utilização de marcadores tumorais para o rastreio e a deteção precoce

A lista crescente de marcadores bioquímicos, imunológicos e genéticos de deteção precoce de malignidade pode proporcionar meios baratos, de baixo risco e potencialmente mais eficazes de monitorização de alterações malignas precoces. O Antigénio Prostático Específico (PSA), por exemplo, foi recentemente utilizado em ensaios aleatórios para determinar se a monitorização dos níveis circulantes de PSA, isoladamente ou em combinação com outros testes de diagnóstico, oferece uma vantagem em comparação com os testes actuais da próstata.

2.5. Cancro da mama

O cancro da mama é um tumor que pode ter consequências graves. Ao mesmo tempo, o cancro da mama é um dos cancros mais tratáveis. Pode crescer indefinidamente e espalhar-se e afetar outras partes do corpo, mas algumas formas de cancro da mama (intraductal) podem ser curadas a uma taxa superior a 99%.

Os cancros da mama são caracterizados como malignos porque podem espalhar-se, ou metastizar, e causar a morte. Ao contrário do que se pensa, o cancro da mama não é uma doença exclusivamente feminina. Embora a incidência do cancro da mama masculino seja consideravelmente menor do que a do cancro da mama feminino, o cancro da mama masculino existe. A maioria dos cancros da mama tem origem nos ductos da mama, passando por uma fase de hiperplasia ductal típica (ADH), cancro intraductal (quando as células cancerígenas se acumulam no ducto mas não invadem o tecido circundante) e carcinoma ductal invasivo (quando as células cancerígenas invadem o tecido circundante). Em contraste com o cancro da mama maligno, as doenças da mama (como os quistos) que não ameaçam a vida ou a saúde são denominadas benignas.

Nenhum marcador tumoral é útil para o diagnóstico do cancro da mama em fase inicial. Os dois marcadores mais utilizados para seguir doentes com cancro avançado ou para detetar recidivas são o CA15-3 e o Antigénio Embrionário de Carcino (CEA). O teste CA 27.29 foi recentemente aprovado e é também utilizado por alguns médicos. O CA 15-3 e o CA 27.29 são provavelmente igualmente sensíveis, enquanto o CEA é menos sensível. São mais úteis para medir os resultados do tratamento de doentes com doença avançada. De um modo geral, os seus níveis no sangue diminuem se o cancro responder ao tratamento e aumentam se o cancro progredir. Muitos médicos utilizam estes testes no acompanhamento de mulheres que não apresentam sintomas de cancro recorrente após o primeiro tratamento (cirurgia com ou sem radioterapia). A ASCO questionou este facto e redigiu uma diretriz que desaconselha a utilização destes marcadores no seguimento de mulheres assintomáticas que tenham concluído o tratamento do cancro da mama localizado.

2.5.1. CA 15-3 como marcador de tumores da mama

O antigénio CA 15-3 é uma glicoproteína mucina de elevado peso molecular e encontra-se nas membranas de células epiteliais normais e malignas de diferentes órgãos, incluindo a mama, o pulmão, o ovário e o pâncreas. A apoproteína do antigénio CA 15-3 contém um domínio transmembranar, um domínio citoplasmático e um domínio extracelular, rico em hidratos de carbono. A dominante extracelular é polimórfica com uma sequência de 20 aminoácidos repetidos que pode variar de 20 a 80 repetições.

O CA15-3 é uma mucina associada a tumores detectada por dois anticorpos monoclonais diferentes dirigidos a epítopos diferentes da molécula. Um dos anticorpos monoclonais, DF3, foi obtido através da imunização de ratinhos com uma fração de membrana de carcinoma da mama metastático humano. O outro anticorpo monoclonal, 115 D8, foi obtido através da imunização de ratinhos com glóbulos de gordura do leite humano. Ambos reconhecem mucina com um peso molecular de cerca de 400 kD e ambos os epítopos estão associados à mesma proteína central 68kd. O antigénio encontra-se em carcinomas da mama, ovário, pâncreas, estômago e fígado e também em alguns tumores benignos da mama, bem como em algumas condições inflamatórias não malignas. Em muitos tumores, os níveis séricos estão correlacionados com o estado clínico, a progressão da doença e a resposta à terapêutica. Observam-se níveis séricos elevados de CA15-3 (>25U/ml) em 73% dos carcinomas da mama metastáticos. Além disso, foram observados níveis séricos elevados (>40U/rnl) em carcinomas do ovário (46%), do pulmão (26%) e do fígado (30%). A falta de especificidade deste marcador impede-o de ser utilizado como ferramenta de diagnóstico definitivo.

Os níveis de CA 15-3 são mais úteis para acompanhar o curso do tratamento em mulheres diagnosticadas com cancro da mama, especialmente cancro da mama avançado. Os níveis de CA 15-3 raramente estão elevados em mulheres com cancro da mama em fase inicial.

Cancros do ovário, do pulmão e da próstata podem também aumentar os níveis de CA 15-3. Níveis elevados de CA 153 podem estar associados a doenças não cancerosas, como doença benigna da mama ou do ovário, endometriose, doença inflamatória pélvica e hepatite. A gravidez e a lactação podem levar a um aumento dos níveis de CA 15-3.

Em 29 de março de 1996, a Food and Drug Administration aprovou o teste Tru-Quant BR RIA (Biomira Diagnostics, Toronto, Canadá) para a deteção precoce de doença recorrente em doentes com cancro da mama em estádio II e III. O ensaio Tru-Quant utiliza o anticorpo monoclonal CA 27.29 para medir um antigénio semelhante ao CA 15-3. Os estudos de mapeamento de epítopos demonstraram que os epítopos no produto do gene MUC-1 reconhecidos pelos anticorpos monoclonais 27.29 e 115-D8 (teste CA 15-3) são semelhantes, mas não equivalentes. O significado clínico de qualquer diferença entre os testes ainda não é claro, uma vez que muitos dos dados relevantes ainda não foram publicados. O papel clínico deste novo teste e a sua aplicação na prática de rotina serão abordados numa futura atualização destas orientações.

Os dados actuais são insuficientes para recomendar o CA 15-3 para rastreio, diagnóstico, estadiamento ou vigilância após o tratamento primário. Embora um nível crescente de CA 15-3 possa detetar a recorrência após o tratamento primário, o benefício clínico não está estabelecido; por conseguinte, não pode ser recomendado. Os dados actuais são insuficientes para recomendar a utilização de rotina do CA 15-3 isoladamente para monitorizar a resposta ao tratamento. No entanto, na ausência de doença facilmente mensurável, um aumento do nível de CA 15-3 pode ser utilizado para sugerir o fracasso do tratamento.

O teste CA 15-3 mede o nível sérico de uma glicoproteína de membrana semelhante à mucina, que é libertada das células tumorais para a corrente sanguínea. Dois anticorpos monoclonais reconhecem o epítopo CA 15-3 num radioimunoensaio de dupla determinação ou em sanduíche.

2.5.2. Utilizações da CA 15-3

2.5.2.1. Rastreio

O CA 15-3 tem sido avaliado pela sua capacidade de determinar o diagnóstico, o prognóstico, monitorizar a terapêutica e prever a recorrência do cancro da mama após cirurgia curativa e radioterapia. Vários estudos demonstraram que a incidência da elevação do CA 15-3 aumenta com o aumento do estádio da doença. Nove por cento das mulheres com cancro da mama em estádio I e 19% das mulheres com cancro da mama em estádio II apresentam níveis elevados de CA 15-3. A incidência de valores anormais aumenta para 38% e 75% nas doentes com cancro da mama nos estadios III e IV, respetivamente. Os níveis baixos de CA 15-3 não excluem metástases e um determinado nível de CA 15-3 não pode ser utilizado para determinar o estádio da doença. Quando o CA 15-3 é avaliado antes da cirurgia em doentes com cancro da mama primário, os níveis não estão correlacionados com o prognóstico.

Níveis muito elevados de CA 15-3 tendem a indicar doença avançada, e um valor 5 a 10 vezes superior ao normal pode alertar o médico para a presença de doença metastática. Os níveis de CA 15-3 são mais elevados em doentes com metástases hepáticas ou ósseas, e o aumento do número de locais metastáticos está correlacionado com o aumento dos níveis de CA 15-3. Vários investigadores sugeriram que o CA 15-3 é um método particularmente sensível para a deteção de metástases ósseas.

Para que um marcador seja valioso no rastreio do cancro, teria de detetar uma doença em fase inicial numa população assintomática e ser raramente elevado em doentes sem cancro. Foram observadas elevações ocasionais em indivíduos saudáveis (5% a 6%) e mais frequentemente em indivíduos com doenças benignas, especialmente as de origem hepática, em que foram observadas elevações falso-positivas em 30% dos doentes. Normalmente, estes níveis de CA 15-3 não aumentam acima de 100 U/mL, tal como documentado em mais de 1220 doentes com doenças benignas. Este nível de elevação inespecífica dará resultados falsos positivos quando se tenta utilizar o CA 15-3 no rastreio ou diagnóstico (Wulach 1997).

A baixa incidência da elevação do CA 15-3 no cancro em fase inicial indica que não pode ser utilizado no rastreio ou no diagnóstico. É possível utilizar o teorema de Bayes para calcular o valor preditivo de um teste positivo numa mulher assintomática. A prevalência do cancro da mama aumenta com a idade, mas continua a ser inferior a 400 novos casos por 100 000 mulheres por ano. Incorporando esta prevalência pessimista (0,004), a especificidade (5% a 6% de elevação em mulheres saudáveis) e a sensibilidade (9% para o estádio I e 19% para o estádio II), o valor preditivo de um teste positivo é de 0,7% para o cancro em estádio I e 1,5% para o cancro em estádio II. Entre os indivíduos com doenças benignas (que podem ter níveis de CA 15-3 até 100 U/mL), a incidência de elevações falso-positivas será ainda maior. Assim, na população em geral, serão observados muito mais resultados falsos-positivos do que verdadeiros-positivos na utilização do CA 15-3 no rastreio. Um raciocínio semelhante limita a utilização do CA 15-3 no diagnóstico, onde a prevalência do cancro é mais elevada, mas a incidência de falsos positivos também aumenta. Embora a utilização do CA 15-3 na despistagem nunca tenha sido testada em grandes ensaios prospectivos, os ensaios com o CEA no cancro do cólon e o CA 125 no cancro do ovário confirmaram a incapacidade destes marcadores séricos para detetar o cancro de forma fiável (Wulach 1997).

Vários estudos abordaram a questão de saber se o CA 15-3 pode monitorizar as doentes quanto à recorrência após a cirurgia do cancro da mama. Foram revistos doze estudos: um ensaio tinha nível de evidência III; seis tinham nível de evidência IV e cinco tinham nível de evidência V. Em sete ensaios, os dados foram comunicados com pormenor suficiente para permitir a soma dos resultados. Entre 1.672 pacientes, foram registadas 352 recorrências. Entre estas, 235 (67%) apresentavam elevação do CA 15-3 antes ou na altura da recorrência. Entre os 1320 pacientes sem recorrência, 1218 (92%) tinham valores normais de CA 15-3. O único estudo de nível III de Safi et al. registou elevações do CA 15-3 em 149 de 205 doentes (73%) com recorrência e uma taxa de 6% de falsos positivos entre 466 doentes sem recorrência. Assim, este estudo é paralelo aos resultados do grupo maior: 67% dos pacientes com doença recorrente e 8% dos pacientes sem recorrência terão um nível elevado de CA 15-3. O tempo médio entre a elevação do marcador e o diagnóstico clínico de recidiva varia de 2 a 9 meses.

Ao comparar o CA 15-3 com o CEA em doentes com cancro da mama, a maioria dos relatórios indica uma maior sensibilidade para o CA 15-3 do que para o CEA. De facto, os dados sugerem que o CA 15-3 é mais sensível apenas na doença avançada, com uma incidência 10% superior de elevação na doença em estádio IV. Na doença em fase inicial, em recorrências locais ou em metástases isoladas, a incidência de elevação do marcador é baixa tanto para o CEA como para o CA 15-3 Somando todos os estudos em que foram apresentados dados comparáveis, a incidência de elevação do CA 15-3 e do CEA na doença em estádio I é de 9% e 10%, respetivamente, enquanto na doença em estádio II é de 19% para ambos os marcadores. A comparação dos marcadores por tamanho do tumor primário em vez de por estádio global resultou em resultados semelhantes. Assim, poder-se-ia prever que a sensibilidade na deteção de metástases recorrentes de pequeno volume seria baixa tanto para o CA 153 como para o CEA e que nenhum deles pode servir como indicador de uma verdadeira recidiva precoce (Wulach 1997).

2.5.2.2. Interesse clínico

Os níveis de CA15-3 são elevados em 10-30% dos cancros da mama não metastáticos. A sensibilidade destes marcadores é função do tamanho do tumor. Várias condições anormais, para além do cancro da mama, podem levar a níveis elevados de CA15-3. Assim, em doenças não cancerosas, como a cirrose hepática de etiologia alcoólica e os casos graves de hepatite, pode observar-se um aumento moderado. Além disso, em vários outros tipos de cancro, como o cancro do ovário, do útero, do pâncreas, do pulmão, da próstata e do cólon, pode ocorrer um aumento do CA 15-3 (Colomer et al., 1989).

2.5.2.3. Avaliação da resposta

Uma avaliação e uma apreciação adequadas são vitais para a avaliação de novos anticancerígenos. É essencial que esta avaliação seja objetiva e numérica, e não subjectiva e qualitativa.

Existem três parâmetros essenciais da resposta tumoral:

1- Tamanho do tumor, que pode ser medido como a média de dois diâmetros perpendiculares.
2- A duração da remissão.
3- A duração da sobrevivência desde o início da terapêutica.

São utilizadas quatro definições padrão de resposta num tumor sólido:

1- Remissão completa (RC): Desaparecimento de todos os tumores durante pelo menos 4 semanas.
2- Remissão parcial (RP): Redução do tumor para mais de 50 % do tamanho inicial durante pelo menos 4 semanas.
3- Sem alterações (NC) ou doença estável (SD).
4- Doença progressiva (DP) aumento do tamanho do tumor durante o tratamento

Os padrões de primeira referenciação e os padrões de investigação pré-estudo mudam mesmo dentro de um único centro, levando a diferenças ao longo do tempo na resposta global e na sobrevivência.

Misereza et al. (1991) afirmaram que o Instituto de Medicina Nuclear, Hospital Universitário, Basileia, Suíça. Um novo marcador tumoral, o antigénio associado ao carcinoma semelhante à mucina (MCA), foi avaliado em 176 doentes com cancro da mama classificadas como sem tumor (NED, n = 141) ou com metástases (PD, n = 35). Durante o seguimento de 5 anos, foram efectuadas 842 medições de MCA e 363 medições de CA 15-3. Os níveis de MCA estavam significativamente aumentados no grupo PD (P = 0,0001), mas não no grupo NED. As sensibilidades dos ensaios de MCA e CA 15-3 foram de 84% e 78%, e as especificidades foram de 81% e 78%, respetivamente. O valor preditivo negativo de 97% para o MCA foi significativamente mais elevado (P = 0,0001) do que 88% para o CA 15-3. Assim, o imunoensaio enzimático MCA é, pelo menos, equivalente ao teste

CA 15-3 e é recomendado na avaliação da disseminação metastática ou da recorrência tumoral em doentes com cancro da mama (Misereza et al. 1991).

O nível sérico de CA 15-3 em doentes com cancro da mama está correlacionado com: (1) estádio clínico: foi observada uma maior percentagem de resultados positivos em doentes com cancro mais avançado: Estadio I-0%, Estadio II-10,6%, Estadio III-29,6%, e Estadio IV-100,0% de acordo com a classificação UICC; a comparação de doentes com cancro da mama com estadio inicial da doença (I+II) e com cancro mais avançado (III+IV) revelou uma diferença estatisticamente significativa (p < 0,01) no valor médio do CA 15-3 sérico (19.7 +/- 12,8 vs. 31,5 +/- 29,2 U/ml), bem como na percentagem de resultados positivos (9,4% vs. 36,7%, p < 0,01); (2) a classificação histológica de acordo com Bloom e Richardson: 5,41% de positividade foi observada em cancros de grau baixo e intermédio (I+II) vs. 66,7% no grau III (p < 0,001) (Misereza et al. 1991).

Pirolo et al. (1991) afirmaram que os resultados eram significativamente diferentes entre os doentes normais, pré-operatórios e avançados (P inferior a 0,05). Os nossos resultados sugerem que os níveis de CA 15-3 e MCA estão correlacionados com a massa tumoral. No entanto, a baixa sensibilidade nos casos pT1 e pNO indica que estes dois ensaios não têm qualquer papel no diagnóstico do cancro da mama precoce. Também nos doentes avançados, os resultados podem ser questionados: no presente estudo, de facto, os casos recorrentes caracterizavam-se por uma doença grosseira com envolvimento de múltiplos locais e não podem ser considerados como um exemplo de diagnóstico precoce da recorrência do cancro da mama.

O'Brien et al. (1992) afirmaram que o carcinoma da mama metastático apresentava um nível elevado de marcadores tumorais na altura do diagnóstico das suas metástases; metástases ósseas isoladas = 15/17 (88%), metástases de tecidos moles isoladas = 2/6 (33%), metástases ósseas e de tecidos moles simultâneas = 7/10 (70%). A preponderância de um CA15-3 elevado na doença óssea metastática, quer isoladamente quer em combinação com metástases não ósseas, produz uma sensibilidade, especificidade e valor preditivo positivo de 81,5%, 66% e 92%, respetivamente. Embora 22 dos 27 doentes apresentassem um CA15-3 elevado na altura do diagnóstico das suas metástases ósseas, os restantes cinco doentes (com níveis de marcadores tumorais no intervalo normal) mostraram um aumento semelhante, embora mais tardio (mediana = 3 meses). Assim, todos os doentes com doença óssea metastática apresentaram níveis elevados do marcador. Recomendamos o CA15-3 como um método de rastreio simples, fiável e barato para a deteção de metástases ósseas em doentes com carcinoma da mama (O'Brien 1992).

Duncan et al. (1991) afirmaram que não havia associação entre o valor CA15.3 e o estado nodal axilar. Os pacientes com doença disseminada tinham uma ampla gama de concentrações de

CA15.3 e não havia associação entre a concentração de CA15.3 e a carga tumoral aparente.

Eskelinen et al. (1992) afirmaram que, em conclusão, os resultados indicam que um novo marcador tumoral, o TAG 12, é superior ao CA 15-3 e ao MCA na previsão da recorrência do cancro da mama. Neste estudo, a função discriminante que inclui o TAG 12 e o CA 15-3 foi superior aos testes de marcadores tumorais pré-operatórios isolados. Os resultados apontam para a utilização de um sistema de apoio à decisão para ajudar a prever a recorrência do cancro da mama.

Safi et al. (1989) afirmaram que existia uma boa correlação entre o nível de CA15-3 e o estádio do tumor no cancro da mama. Os níveis séricos de CA15-3 eram superiores a 50 U/ml em, respetivamente, 0%, 2%, 13% e 73% das doentes com estadios I, II, III e IV. O CA15-3 e o CEA foram também determinados em 671 doentes que tinham sido submetidas a cirurgia curativa inicial de cancro da mama e que frequentavam regularmente a nossa clínica de acompanhamento. Verificou-se que o CA15-3 é mais sensível do que o CEA na deteção de recorrências de cancro da mama (Safi et al. 1989).

Kiang et al. (1990) afirmaram que existe controvérsia na utilização do antigénio carcinoembrionário (CEA) para monitorizar a evolução clínica do cancro da mama. Neste estudo, a cinética de dois marcadores tumorais plasmáticos, CEA e CA15-3, imediatamente após o início da quimioterapia, foi avaliada em 30 doentes com cancro da mama avançado. Foram observados quatro padrões cinéticos distintos. Dois padrões enquadraram-se na relação normal em que o marcador plasmático aumentou durante a progressão do tumor (nove doentes) e diminuiu na regressão do tumor (cinco doentes). O terceiro padrão era paradoxal, na medida em que a regressão objetiva do tumor em oito doentes estava associada a um aumento agudo destes marcadores, seguido de um declínio constante. Os tempos de duplicação do CEA e do CA15-3 foram imediatamente reduzidos em quatro vezes após a terapêutica, sugerindo citólise tumoral nos doentes que responderam ao tratamento. Igualmente paradoxal foi o quarto padrão, em que a progressão do tumor em oito doentes foi associada a um declínio rápido e transitório dos marcadores, seguido de uma recuperação. Este declínio rápido pode dever-se a uma supressão da libertação de marcadores, tal como demonstrado num estudo in vitro. O conhecimento adequado destes padrões paradoxais putativos permitirá a sua utilização prática na monitorização da evolução da doença e talvez na previsão precoce da resposta terapêutica.

Crippa et al. (1992) afirmaram que No que respeita à contribuição do CA 15.3 para o diagnóstico de metástases ósseas, a demonstração de valores elevados de CA 15.3 em doentes com cintigrafia óssea positiva poderia apoiar o diagnóstico de metástases esqueléticas. De facto, o valor preditivo positivo do CA 15.3 em doentes com cintigrafia óssea positiva foi significativamente mais elevado do que apenas com cintigrafia óssea (53,8%) ou CA 15.3 (50,4%). Finalmente, valores muito elevados de CA 15.3 em doentes com metástases ósseas conhecidas poderiam indicar a presença de metástases viscerais (média de CA 15.3 em doentes com metástases ósseas = 125,8 U/mL; média de CA 15.3 em doentes com metástases ósseas e viscerais = 420,5 U/mL).

Colomer et al. (1989) afirmaram que os níveis séricos de CA 15.3 parecem estar correlacionados com a extensão do cancro da mama metastático. São necessários mais estudos para estabelecer o papel deste marcador no tratamento de doentes com cancro da mama.

Van et al. (1993) afirmaram que o TPS (que mede a atividade tumoral) demonstrou ser um marcador mais sensível e mais precoce para medir a resposta ao tratamento do que o CA 15-3 e o CEA (que medem a massa tumoral).

Colomer et al. (1989) afirmaram que os valores elevados de CEA estavam correlacionados com a extensão da doença (P inferior a 0,0001), mas não com o número de metástases ou com a sobrevivência. Não foi encontrada qualquer correlação entre os valores elevados de CA 15-3 ou CEA e a idade, o estado da menopausa e o tamanho inicial do tumor ou o estado nodal. A combinação dos valores elevados do CA 15-3 e do CEA foi mais sensível do que o CA 15-3 isolado (P = 0,04), mas não se registaram melhorias significativas quando se consideraram os subgrupos. Foram observadas diferenças significativas nos níveis médios do antigénio CA 15-3, que dependiam do órgão específico predominantemente afetado pelas metástases. Do mesmo modo, os doentes com envolvimento hepático apresentavam níveis médios de CA 15-3 mais elevados do que os doentes sem metástases hepáticas. Uma análise de regressão stepwise do local dominante das metástases, do envolvimento hepático e da extensão estimada da doença mostrou que apenas o último parâmetro manteve uma correlação significativa com os níveis do antigénio CA 15-3 (P inferior a 0,0001). A sobrevivência mediana dos doentes que apresentavam níveis anormais de CA 15-3 foi significativamente mais curta do que a dos doentes sem níveis elevados de CA 15-3 (10,1 versus 18,0 meses, P = 0,04). Esta diferença não foi observada nos níveis de CEA (10,2 versus 12,2 meses, P = 0,4). A conclusão é que os níveis de marcadores tumorais em doentes com carcinoma da mama avançado estão correlacionados com a extensão da doença metastática. Além disso, o ensaio CA 153 é mais sensível e correlaciona-se com mais exatidão com a extensão da doença do que o CEA. Finalmente, as diferenças observadas no CA 15-3 por envolvimento de órgãos estão relacionadas com a extensão das variações da doença. A avaliação objetiva da extensão da doença metastática proporciona uma nova abordagem no estudo e comparação de marcadores tumorais associados ao cancro da mama (Colomer et al. 1989).

O CA 15-3 é utilizado principalmente em doentes com cancro da mama. Está elevado em menos de

10% das doentes com doença inicial e em cerca de 75% das doentes com a doença em todo o corpo. O nível médio é de cerca de 25 U/ml (unidades/mililitro). Por vezes, podem ser observados níveis tão elevados como 100 U/ml em mulheres que não têm cancro. Este marcador também pode ser mais elevado noutros tipos de cancro.

Os níveis de CA 15-3 são mais úteis para acompanhar o curso do tratamento em mulheres diagnosticadas com cancro da mama, especialmente cancro da mama avançado. Os níveis de CA 15-3 raramente estão elevados em mulheres com cancro da mama em fase inicial.

Cancros do ovário, do pulmão e da próstata podem também aumentar os níveis de CA 15-3. Níveis elevados de CA 153 podem estar associados a doenças não cancerosas, como doença benigna da mama ou do ovário, endometriose, doença inflamatória pélvica e hepatite. A gravidez e a lactação também podem provocar um aumento dos níveis de CA 15-3.

Vários grupos fizeram recomendações úteis sobre a utilização de marcadores de cancro da mama, tanto tecidulares como séricos. Não é de surpreender que exista um consenso unânime de que a determinação do estado dos receptores de estrogénio e progesterona é essencial em lesões primárias de todas as doentes (pré ou pós-menopáusicas) para identificar as que provavelmente responderão à terapêutica endócrina. No entanto, nos cancros da mama metastáticos, as concentrações dos receptores só devem ser determinadas se os resultados influenciarem as decisões de tratamento.

Numerosos estudos confirmaram que o CA15-3 e o BR27.29 são os melhores marcadores séricos disponíveis para o cancro da mama, mas esta é outra doença em que a aplicação dos marcadores tumorais séricos atualmente disponíveis é limitada pela baixa sensibilidade na doença em fase inicial, pela falta de especificidade e pela controvérsia sobre se a sua medição beneficia os resultados. Por conseguinte, estes marcadores não são recomendados por nenhum grupo para o rastreio, diagnóstico ou estadiamento do cancro da mama. Embora concentrações elevadas indiquem geralmente doença metastática, não existem ainda dados suficientes para permitir a incorporação de marcadores tumorais no sistema de estadiamento do cancro da mama.

Tanto o CA15-3 como o BR27.29 foram aprovados pela Food and Drug Administration para a monitorização de doentes com cancro da mama em estado avançado, mas essa aprovação não implica necessariamente um valor clínico. Uma vez que o benefício da monitorização pós-tratamento é algo controverso (os méritos da medição de qualquer marcador tumoral na ausência de uma terapêutica eficaz podem ser debatidos), as recomendações de diferentes grupos variam. Os principais obstáculos identificados em relação à utilização do CA15-3 como indicador de recidiva assintomática incluem a baixa incidência de CA15-3 na doença em fase inicial, a falta de opções de tratamento eficazes para as recidivas detectadas e a baixa eficiência da deteção. Embora não recomendem a utilização de rotina do CA15-3 ou do BR27.29 isoladamente para monitorizar a resposta ao tratamento, as diretrizes da ASCO apoiam a utilização destes marcadores para sugerir o fracasso do tratamento quando a doença não é facilmente mensurável. As diretrizes NACB, EGTM e SOR recomendam que as determinações do CA15-3 ou do BR 27.29 sejam utilizadas com precaução como auxiliares na monitorização da evolução clínica das doentes com cancro da mama. As diretrizes EGTM e SOR também recomendam a utilização do CEA no cancro da mama, embora as diretrizes SOR estipulem que o CEA só deve ser medido se o CA15-3 não estiver aumentado na apresentação (Sackett et al., 1996).

2.5.3 Níveis de CA 15-3 em mulheres sudanesas com cancro da mama

A maioria das mulheres com cancro da mama e encaminhadas para o laboratório de RIA do SAEC para medição do CA 15.3 tinha entre 35 e 54 anos e, mais uma vez, a maioria delas apresentava níveis mais elevados deste marcador tumoral. É raro ver uma mulher com menos de 25 anos ser encaminhada para este controlo.

2.6. Cancro da próstata

O cancro da próstata é o tipo de cancro mais comum nos homens. Os cientistas estão a estudar o cancro da próstata para aprender mais sobre esta doença. Estão a descobrir mais sobre as suas causas e a explorar novas formas de o tratar.

2.6.1. Marcadores tumorais do cancro da próstata

O marcador mais utilizado para detetar o cancro da próstata é o antigénio específico da próstata (PSA). O cancro da próstata é o cancro mais frequente nos homens, afectando cerca de 200.000 por ano. Pode ser detectado nas suas fases iniciais através da medição dos níveis de PSA. Níveis superiores a 4 ng /ml sugerem a presença de cancro. Níveis superiores a 10 sugerem fortemente a presença de cancro. Os homens com níveis elevados devem fazer uma biopsia à glândula prostática para determinar se existe cancro. Os níveis de PSA tendem a ser mais elevados nos homens mais velhos e nos que têm próstatas grandes. O cancro da próstata é frequentemente um cancro de crescimento lento que ocorre mais frequentemente em homens mais velhos. Por esta razão, não é claro se o rastreio com PSA irá salvar vidas. Há uma escola de pensamento que acredita que o rastreio pode causar mais danos do que benefícios devido aos efeitos secundários do tratamento do cancro da próstata. A American Cancer Society recomenda que o PSA e o exame rectal digital sejam oferecidos anualmente, a partir dos 50 anos de idade, a homens com uma esperança de vida de pelo menos 10 anos. Os homens de alto risco (homens afro-americanos e homens com uma forte história familiar de um ou mais parentes de primeiro grau diagnosticados com cancro da próstata numa idade precoce) devem começar a fazer o teste aos 45 anos. Os homens com um risco ainda mais elevado, devido a múltiplos familiares de primeiro grau afectados numa idade precoce, podem começar a fazer o teste aos 40 anos. Dependendo dos resultados deste teste inicial, podem não ser necessários mais testes até aos 45 anos.

O PSA é útil para monitorizar a doença recorrente. Após a cirurgia ou a radioterapia, o PSA deve ser indetetável. Se começar a aumentar, isso pode significar que a doença está a voltar. Depois de a doença ter voltado, o PSA pode ser utilizado para acompanhar a resposta ao tratamento. Estão a ser avaliados outros marcadores. Estes são o antigénio específico da membrana da próstata e a cromogranina A. A fosfatase ácida prostática é um marcador mais antigo, menos sensível, que já não é muito utilizado.

O antigénio específico da próstata (PSA) está presente em baixas concentrações no sangue de todos os homens adultos. É produzido por células da próstata normais e anormais. Podem ser encontrados níveis elevados de PSA no sangue de homens com doenças benignas da próstata, como a hiperplasia prostática benigna (inflamação da próstata) e a hiperplasia benigna da próstata (HBP), ou com um crescimento maligno (cancro) na próstata (Sackett et al., 1996).

O antigénio específico da próstata (PSA) está presente em baixas concentrações no sangue de todos os homens adultos. É produzido por células da próstata normais e anormais. Podem ser encontrados níveis elevados de PSA no sangue de homens com doenças benignas da próstata, como a hiperplasia benigna da próstata (inflamação da próstata) e a hiperplasia benigna da próstata (HBP), ou com um crescimento maligno (cancro) na próstata. Embora o PSA não permita aos médicos distinguir entre doenças benignas da próstata (que são muito comuns em homens mais velhos) e cancro, um nível elevado de PSA pode indicar que são necessários outros exames para determinar se existe cancro.

Os níveis de PSA têm-se revelado úteis para monitorizar a eficácia do tratamento do cancro da próstata e para verificar a recorrência. No controlo da recorrência, um único teste pode mostrar um nível de PSA ligeiramente elevado, o que pode não ser uma alteração significativa. Em geral, os médicos procuram tendências, como o aumento constante dos níveis de PSA em vários testes ao longo do tempo, em vez de se concentrarem num único resultado elevado.

Os investigadores estão a estudar o valor do PSA no rastreio do cancro da próstata (verificação da doença em homens que não apresentam sintomas). Neste momento, não se sabe se a utilização do PSA no rastreio do cancro da próstata salva vidas. O ensaio de rastreio do cancro da próstata, do pulmão, do cancro colorrectal e do cancro do ovário, apoiado pelo Instituto Nacional do Cancro, foi concebido para demonstrar se a utilização de testes de rastreio específicos pode reduzir o número de mortes causadas por esses cancros. No caso do cancro da próstata, este ensaio está a analisar a utilidade do rastreio regular através de exames rectais digitais e verificações dos níveis de PSA em homens com idades compreendidas entre os 55 e os 74 anos.

Os investigadores estão também a trabalhar em novas formas de aumentar a precisão dos testes de PSA. Melhorar a precisão dos testes de PSA poderia ajudar os médicos a distinguir a HBP do cancro da próstata, evitando assim procedimentos de acompanhamento desnecessários, incluindo biopsias.

2.6.2. Antigénio específico da próstata (PSA)

O PSA é o único marcador utilizado para a deteção precoce do cancro. É específico para a doença da próstata. A American Cancer Society recomenda que discuta com o seu médico a decisão de utilizar este teste para o cancro da próstata. Quando é utilizada para rastreio, a maioria dos médicos considera que um nível inferior a 4 ng/ml significa que o cancro é improvável e que níveis superiores a 10 ng/ml significam que o cancro é provável. A área entre 4 e 10 é uma zona cinzenta.

A maioria dos médicos recomendará uma biopsia da próstata a uma pessoa com um nível superior a 4. Os níveis superiores a 20 sugerem frequentemente que o cancro se espalhou para fora da próstata e que já não tem cura. Isto não é verdade para todos os doentes. Para além do cancro, há outros factores que afectam o nível de PSA. Os homens mais velhos tendem a ter normalmente um PSA mais elevado. Além disso, os homens com hipertrofia benigna da próstata (BPH) têm níveis mais elevados. Um teste útil quando os valores são superiores a 4 e inferiores a 10 é medir o PSA livre. Uma parte do PSA no sangue está ligada a uma proteína circulante e outra parte está livre. À medida que a quantidade de PSA livre aumenta, é menos provável que haja cancro da próstata. Os níveis de PSA livre superiores a 25% do PSA total (PSA livre/PSA total) raramente estão associados ao cancro da próstata. Abaixo de 15%, a probabilidade de cancro é superior a 20%, e se o PSA livre for inferior a 10%, a probabilidade de cancro da próstata é muito maior, entre 30% e 60%.

O teste PSA é muito útil no acompanhamento de doentes com cancro da próstata. Para os doentes que foram tratados com cirurgia curativa ou radioterapia, um aumento do nível de PSA é um sinal de que o cancro está a voltar. Após estes tratamentos, o PSA deve ser 0. Se o cancro voltar e se espalhar, ou se já se tiver espalhado na altura do diagnóstico, o PSA é utilizado para verificar a eficácia do tratamento. Deve baixar com um tratamento eficaz e aumentar se o cancro crescer.

Para planear o melhor tratamento para o cancro da próstata, o médico precisa de saber o estádio (extensão) da doença. O estádio baseia-se no tamanho do tumor, se o cancro se espalhou para fora da próstata e, em caso afirmativo, para que partes do corpo.

O homem pode fazer análises ao sangue para verificar se há sinais de que o cancro se espalhou e está a afetar outros órgãos. Além disso, em alguns casos, podem ser utilizados os seguintes exames imagiológicos para avaliar o cancro da próstata:

(folheto do Instituto Nacional do Cancro (NCI) (NIH Publication No. 03-1576))

O antigénio específico da próstata (PSA) é, sem dúvida, o marcador tumoral mais conhecido; a sua utilização no rastreio do cancro da próstata tem suscitado grande interesse tanto por parte do público como dos profissionais de saúde. O debate contínuo sobre os benefícios do rastreio [de nove grandes organizações americanas ligadas à saúde, apenas três defendem atualmente a realização de testes de rotina para o cancro da próstata] reflecte-se nas diferentes recomendações feitas. Menos controversa, e recomendada na maioria das diretrizes, é a utilização do PSA em combinação com o exame rectal digital (DRE) como auxiliar de diagnóstico, sendo que o diagnóstico definitivo exige sempre uma biopsia. Embora os meios para melhorar a precisão do diagnóstico do PSA (por exemplo, através da utilização de referências relacionadas com a idade) sejam frequentemente descritos no texto que acompanha as diretrizes publicadas, geralmente não são incluídos nas recomendações feitas.

Embora ainda não tenha sido oficialmente incorporado no sistema de estadiamento TNM, o PSA é amplamente utilizado como indicador de prognóstico na gestão de doentes e é geralmente recomendado para monitorizar doentes com cancro da próstata. No entanto, a utilização e a interpretação de dados seriados de PSA apresentam grandes desafios, por exemplo, nem todos os doentes com recidiva bioquímica desenvolverão doença metastática, o PSA pode não ser fiável em tumores pouco diferenciados e não existe uma terapêutica eficaz para a doença endócrino-resistente. Será desejável um maior refinamento das diretrizes existentes à medida que os conhecimentos sobre a melhor forma de utilizar este teste forem melhorando. No entanto, várias diretrizes publicadas incluem uma discussão construtiva e pormenorizada sobre a interpretação adequada do PSA em diferentes circunstâncias clínicas (Sackett et al. 1996).

Uma neoplasia pode ser definida como uma lesão resultante do crescimento anormal autónomo de células que persiste após o estímulo inicial ter sido removido, ou seja, o crescimento celular escapou ao mecanismo regulador normal". A anomalia afecta todos os aspectos do crescimento celular, em graus variáveis.

A neoplasia não é uma doença única, mas sim um processo patológico comum com uma multiplicidade de variedades e resultados clínicos diferentes. Uma divisão fundamental é entre tumores benignos e malignos. Um tumor benigno permanecerá localizado, geralmente com pouco efeito no doente, com uma taxa de crescimento lenta, capsulado, diferenciação adequada, sem metástases e, normalmente, com um bom resultado. Em contrapartida, outro tumor é localmente destrutivo, pode espalhar-se para envolver outras partes do corpo e, em última análise, resultar na morte do doente.

2.6.3. Níveis de PSA nos homens sudaneses com cancro da próstata

Entre os 101 doentes encaminhados para o laboratório de RIA do SAEC, a maioria encontrava-se nos grupos etários 55-64 e 65-74, seguindo-se o grupo 75-84 e, por último, o grupo 45-54. A maioria das amostras apresentou um nível elevado de PSA, o que apoia a utilização deste marcador tumoral como ferramenta de acompanhamento destes doentes.

2.7. Radioimunoensaio

Um imunoensaio é, sem dúvida, o método de escolha para a medição de rotina de uma hormona peptídica. Tem um potencial de especificidade e sensibilidade. Existem dois tipos básicos de imunoensaio classificados com base na concentração relativa do reagente:

1) Imunoensaio, anticorpo utilizado em concentração baixa ou "limitada" com um antigénio marcado.
2) Ensaio imunométrico, anticorpo utilizado numa concentração elevada ou "excessiva" e um anticorpo marcado.

Estes podem ser divididos em outros subgrupos, consoante os tipos de marcadores, que podem ser radioisótopos, enzimas ou fluoróforos.

Os diferentes tipos de ensaios variam muito em termos de sensibilidade potencial, dependendo não só do formato e do tipo de marcador, mas também da afinidade dos anticorpos disponíveis.

Os métodos que apresentam a sensibilidade necessária para medir as hormonas peptídicas em fluidos biológicos são os seguintes

- RIA utilizando o isótopo 125I.
- Métodos de anticorpos marcados, incluindo IRMA com marcador 125I, ELISA com etapas de amplificação, IFMA, especialmente com medição fluorescente retardada, e sistema luminescente ou luminescente melhorado.

É dada prioridade aos métodos marcados com 125I em detrimento dos métodos marcados com enzimas, devido a uma longa experiência satisfatória e a resultados comprovados. A sensibilidade do radiomarcador de 125I é fácil de concretizar na prática, uma vez que a deteção de 125I não é afetada pelos muitos factores não específicos que afectam a deteção não isotópica. Apenas é feita uma breve referência a sistemas alternativos, uma vez que estes não são geralmente adequados para métodos "internos" (Chapman 1995).

2.7.1. Conceito básico de imunoensaio

2.7.1.1 A molécula de anticorpo

O componente crítico de um imunoensaio é um anticorpo. Os anticorpos presentes nos anti-soros são moléculas grandes com pesos moleculares geralmente superiores a 150 KD. São proteínas pertencentes à classe das imunoglobulinas (Ig).

O local de ligação de um antigénio situa-se na região variável do anticorpo; uma sequência específica de aminoácidos e, evidentemente, a estrutura terciária seguinte dessa parte das proteínas determinam a especificidade do local de ligação do antigénio (Edwards Ray, 1985). A estrutura básica da molécula de anticorpo; a molécula é constituída por duas cadeias longas ou pesadas (H) e duas cadeias curtas ou leves (L). A clivagem pelas enzimas proteolíticas, pepsina e papaína, produz fragmentos F(ab)2 ou Fab e Fc.

2.7.1.2 O imunoensaio

Um imunoensaio é essencialmente a medição de uma substância utilizando a reação de um anticorpo, o imunorreagente. A palavra medição implica tanto qualidade como quantidade. No início da reação, o anticorpo (Ab) e o antigénio (Ag) associam-se para formar um complexo (Ab: Ag), esta reação é reversível, pelo que o complexo se dissocia. À medida que se forma um maior número de complexos, a quantidade de dissociação aumenta. Após um determinado período de tempo, a associação líquida será equilibrada pela mesma quantidade de dissociação e a reação estará em equilíbrio,

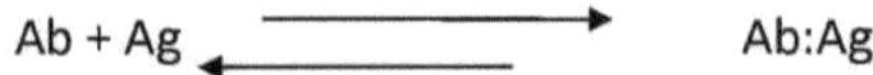

A afinidade do anticorpo pelo seu antigénio é uma medida da força da ligação entre o anticorpo e o antigénio no complexo. Quanto maior for a afinidade, mais anticorpo e antigénio estarão complexados no equilíbrio. Para muitos anticorpos, a afinidade da reação com o antigénio é muito elevada. Um ensaio é apenas uma tentativa de responder à pergunta "Quanto de quê" (Edwards Ray, 1985).

2.7.1.3. Caraterísticas dos anticorpos

O título é uma medida da quantidade de antissoro necessária para complexificar uma determinada quantidade de antigénio.

A especificidade, em geral, descreve a singularidade, ou a falta dela, do local de ligação de um anticorpo ao antigénio.

A valência refere-se ao número de potenciais locais de ligação de um anticorpo a um antigénio específico.

A avidez é utilizada para denotar a potencial ligação ao antigénio apresentada por um anticorpo.

2.7.1.4. Caraterísticas dos ensaios

A precisão é normalmente utilizada para designar a capacidade de um sistema de ensaio gerar o resultado correto.

A afinidade é utilizada para descrever a força de ligação entre um anticorpo e um antigénio.

2.7.1.5. Radioatividade

A caraterística significativa do radioimunoensaio em relação a outros imunoensaios é a utilização de um marcador radioisotópico para discriminar entre a fração ligada aos anticorpos e a fração livre do antigénio. Um radioisótopo é inerentemente um átomo instável que, num momento ou noutro, se desintegrará e emitirá partículas subatómicas e/ou energia sob a forma de radiação de ondas electromagnéticas. Estas partículas e/ou a energia podem então ser medidas por um sistema de deteção adequado (Edwards 1996).

2.7.1.6. Rótulos de radioiodo

O iodo-125 tem muitas caraterísticas úteis como marcador radioisotópico geral. É quimicamente muito reativo e pode ser incorporado em muitos tipos de moléculas. Está facilmente disponível em várias fontes comerciais com uma pureza radioisotópica de praticamente 100%.

A facilidade de deteção é certamente um dos aspectos mais úteis das etiquetas de radioiodo. O iodo - 125 é detectado colocando a amostra diretamente adjacente a um cristal de iodo de sódio, contendo pequenas quantidades de tálio. Os raios gama do radioisótopo são absorvidos pelo cristal e a energia é então transmitida sob a forma de flashes de luz. Os fotões no cristal são contados por tubos fotomultiplicadores convencionais (Edwards 1996).

A utilização de anticorpos como reagentes em química clínica, para a quantificação de uma vasta gama de analitos, está atualmente amplamente estabelecida. Inicialmente, os anticorpos eram utilizados em técnicas de precipitação. Outros desenvolvimentos conduziram a técnicas sensíveis de radioimunoensaios e, recentemente, a ensaios imunoindumétricos para a medição de fármacos, marcadores tumorais e hormonas.

Todos os imunoensaios podem ser considerados como "estruturalmente específicos", reagindo os anticorpos especificamente com elementos da estrutura da substância a analisar para efetuar a medição quantitativa.

Consequentemente, os imunoensaios medem as substâncias a analisar em unidades de massa. Pode ser utilizado um sistema de classificação simples para classificar todos os imunoensaios estruturalmente específicos em técnicas inicialmente marcadas, dependendo da necessidade de adicionar uma sonda marcada, ou marcador, à medição, seguida da subdivisão da técnica marcada num método de reagente limitado e, em alternativa, num método de reagente em excesso, com base nos princípios fundamentais da medição.

Em geral, as técnicas sem adição de um marcador são as técnicas mais antigas utilizadas para a medição das proteínas séricas. Estas técnicas são relativamente pouco sensíveis e medem ao nível de g/l.

2.7.1.7 Métodos de reagentes em excesso

Nos métodos de reagentes em excesso, os métodos imunométricos, o anticorpo é utilizado em excesso relativo, forçando efetivamente as reacções ao equilíbrio e encurtando assim os tempos de incubação. Os ensaios imunométricos são, por conseguinte, mais rápidos do que os seus homólogos de radioimunoensaio. O anticorpo específico, e não a substância a analisar, é marcado no ensaio imunométrico, ocorre a ligação e o sinal mais marcado é detectado dentro dos limites do número de reagentes utilizados. Em contraste com o radioimunoensaio, em que as curvas de calibração são curvas de inibição, a fração ligada diminui à medida que a concentração da substância a analisar aumenta.

Os primeiros ensaios deste tipo de ensaios imunoradiométricos utilizavam um anticorpo policlonal marcado radioisotopicamente em excesso, com uma preparação de antigénio em fase sólida (imunoadsorvente) utilizada para separar o anticorpo marcado que não reagiu. O complexo anticorpo-antigénio marcado sobrenadante foi decantado e contado após centrifugação do imunoadsorvente. Infelizmente, este ensaio também estava sujeito aos erros de classificação do radioimunoensaio. Uma outra desvantagem era a dificuldade técnica na preparação de anticorpos marcados, um procedimento que também consumia muito tempo.

Uma variante deste ensaio, o ensaio imunorradiométrico de dois locais, resolveu eficazmente o problema da classificação incorrecta, utilizando dois anticorpos específicos para o analito, um marcado com radioiodo e o outro ligado a um suporte de fase sólida. Foram também utilizadas duas incubações. Na primeira incubação, a amostra biológica da substância a analisar, normalmente soro ou plasma, foi incubada apenas com o anticorpo de fase sólida, extraindo efetivamente a substância a analisar da amostra. A lavagem removia então os componentes não reactivos do soro antes da adição do anticorpo secundário específico marcado com iodo radioativo. Estes ensaios são por vezes designados por ensaios em sanduíche. Uma nova etapa de lavagem separou o complexo do anticorpo marcado que não reagiu.

Embora a classificação incorrecta tenha sido minimizada, isto foi conseguido à custa de mais passos de lavagem fastidiosos. Além disso, uma vez que era necessário mais do que um determinante do anticorpo, o epítopo, para a formação do complexo, este ensaio restringia-se a compostos peptídicos, polipeptídicos e proteicos. O radioimunoensaio mais lento só podia avaliar os compostos mais simples das hormonas da tiroide e esteróides e dos medicamentos.

Uma outra variante incubou o anticorpo marcado e o analito em conjunto como incubação primária para tirar partido da cinética de reação mais favorável em solução antes da adição retardada do anticorpo em fase sólida, o ensaio imunoradiométrico de dois locais de adição tardia. O passo de lavagem adicional foi eliminado nesta variante e, de um modo geral, o ensaio foi mais rápido, mas perdeu-se a vantagem da remoção da interferência do soro. As principais vantagens dos ensaios imunorradiométricos de dois locais melhoraram a sensibilidade e a precisão e, como consequência desta última, uma gama de trabalho de precisão mais alargada do que a disponível no radioimunoensaio comparativo (Chapman et al. 1983).

2.8. Estudos anteriores

Tanto quanto sei, este tipo de investigação é o único que se debruça sobre o nível de marcadores tumorais numa determinada área e numa determinada população, para traçar um mapa do nível de marcadores tumorais para a população sudanesa, e foi apenas um passo, que começou com uma proposta aprovada em outubro de 2003.

Após essa data, foi aprovada outra proposta com a mesma ideia e uma área diferente por Omer Mustafa, que defendeu a sua tese de doutoramento em junho de 2007.

Foram acrescentados mais objectivos à minha investigação e, depois de ter terminado a avaliação do nível normal, utilizei as mesmas técnicas em amostras recolhidas de doentes a quem foi diagnosticado clinicamente cancro da mama e da próstata no Radiation and Isotope Centre of Khartoum (RICK). Verificou-se que os níveis de CA 15-3 eram mais elevados na maioria destas amostras, o que mostra que o risco de contrair cancro da mama começa a partir dos 25 anos de idade e dos 40 anos para o cancro da próstata.

2.9. Objectivos do estudo

1- Avaliar os níveis normais de CA 15-3 e PSA para mulheres e homens, respetivamente.
2- Traçar um mapa dos níveis de marcadores tumorais para a população sudanesa.
3- Ajudar os especialistas no terreno a utilizar um valor de referência de CA 15-3 e PSA relacionado com uma área e raças de referência.
4- Avaliar os níveis destes marcadores em pacientes sudaneses a quem foi diagnosticado clinicamente cancro da mama ou da próstata.
5- para acrescentar novas informações ao sistema de informação de base.
6- para descobrir o efeito da raça, idade e localização na concentração do nível de marcadores tumorais.

CAPÍTULO 3
SUJEITOS, MATERIAIS E MÉTODOS

3.1. A área de estudo: Estado do Norte do Sudão

O projeto foi realizado no Estado do Norte, a partir da sua capital, Dongola. A cidade de Dongola está situada no norte do Sudão, na margem ocidental do rio Nilo, e fica a cerca de 530 km de Omdurman. 685.000 é o número total de habitantes do estado do norte.

Nela se situam as principais repartições públicas do Estado e o aeroporto internacional, bem como a sede da Universidade de Dongola.

Está rodeada por uma série de aldeias e, e é considerada como o principal mercado para os produtos locais e os produtos provenientes de outros estados. Além disso, está rodeado por uma série de áreas históricas pertencentes ao reino da antiga Noba, entre elas; o antigo reino de karma (cerca de 50 km a norte) e a área de Argo no interior, também no sul a área de Elkhandag. A tribo Eldanagla é a principal tribo da região. Além disso, há uma série de outras tribos como Elarab, Elshaigea, Elmahas, Elbedarea e outras.

A agricultura é o principal ofício da população da região, sendo a terra caracterizada por uma elevada fertilidade, especialmente nas margens do rio Nilo e nas ilhas do Nilo, para além das terras altas. As principais culturas são o trigo, o feijão egípcio e o feijão, as especiarias e o estado é famoso pela produção de tâmaras. No que diz respeito aos fertilizantes, antigamente utilizavam os resíduos animais ou o solo de fora da região, mas atualmente utilizam produtos químicos que tornam o sabor dos produtos diferente.

A alimentação principal: antigamente, era Gorassa (ksra de trigo), ksra de sorgo, feijão, legumes e um pouco de fruta, quiabos mortos. Mais de 80% do pão é cozido em casa com pouca fermentação. O pó de potássio, utilizado na panificação, nas conservas e nas latas de bebidas, invadiu a área recentemente.

Além disso, é reconhecível que a população partilha o hábito de fumar, nomeadamente cigarros, shesha e rapé. No entanto, beber vinho local (Aragi) não é raro, especialmente em ocasiões sociais.

3.2. Fases do plano de investigação

O plano de investigação foi dividido em quatro fases, a saber

Primeiro: o conceito teórico da investigação de outubro de 2003 a janeiro de 2004.

Segundo: recolha de amostras na área de estudo, que inclui quatro centros principais para cobrir a maior parte da área de Dongola e que inclui: Cidade de Dongola, cidade de Elgoled, aldeia de Elsair e aldeia de Bena. A recolha foi efectuada de março de 2004 a dezembro de 2005; foram feitas muitas viagens para recolher as amostras após orientação ao pessoal do Ministério da Saúde do Estado do Norte, que facilitou algumas dificuldades e escreveu aos hospitais para ajudarem na recolha das amostras.

A orientação do público foi feita através dos seguintes canais: meios de comunicação locais, discursos às sextas-feiras e através de pessoas de confiança que explicaram os objectivos da investigação às pessoas e lhes pediram que participassem neste projeto que tem um calendário definido para visitar as diferentes cidades e aldeias que foram selecionadas para cobrir a área.

Além disso, foram recolhidas amostras de pacientes que foram clinicamente diagnosticados como tendo cancro da mama ou da próstata nos seguintes centros: RICK, laboratórios do SAEC, laboratório Elgazeera e Dispensário Elsafwa.

Terceiro: medição de CA 15-3 e PSA utilizando RIA para amostras que foram recolhidas no estado do Norte e também para as amostras dos doentes.

Por fim, a análise estatística e a redação da tese.

3.3. Especificação do problema

Como podemos avaliar o nível normal específico e exato de CA 15-3 e PSA para mulheres e homens sudaneses do norte do Sudão, uma vez que esta área foi selecionada porque o registo do Centro de Radiação e Isótopos de Cartum (RICK) mostrou a elevada incidência de cancro entre a população desta área, o que afecta a qualidade de vida?

3.4. Justificação e importância do estudo

Devido à hediondez das DOENÇAS e aos seus danos mais significativos na sociedade humana, para além de:

- Aumento da DOENÇA entre as mulheres sudanesas.
- Incremento da recorrência.
- Ajudar na deteção precoce das DOENÇAS.

Todos os pontos anteriores motivam o investigador a procurar a importância do antigénio CA 15-3 para monitorizar e acompanhar o PACIENTE antes, durante e após o tratamento.

3.5. Sujeitos e amostras de sangue

3.5.1. Assuntos

a. Participaram neste estudo homens e mulheres sudaneses saudáveis do Estado do Norte do Sudão. Os objectivos desta investigação orientaram-nos.

b. Doentes sudaneses que tenham sido diagnosticados clinicamente como sofrendo de cancro da mama ou da próstata.

3.5.2. Colheita e processamento de amostras, armazenamento e diluição

Foram colhidos cinco ml de sangue venoso com seringas estéreis de fêmeas e machos em estudo. As amostras de sangue foram colhidas em tubos secos (sem aditivos) e deixadas à temperatura ambiente durante 15 minutos, sendo depois o soro centrifugado para remover quaisquer glóbulos vermelhos.

Os soros colhidos foram conservados a 2-8 °C até ao momento do ensaio, após divisão da amostra em duas porções: uma para o ensaio do CA 15.3 ou do PSA e a outra como amostra de reserva.

Diluição: Se a amostra pré-diluída tiver uma concentração superior à do padrão mais elevado, diluir a amostra original com o diluente.

3.6. Materiais necessários

Para além do equipamento normal de laboratório, são necessários os seguintes elementos:

- Micropipetas de precisão para os seguintes volumes:

o 10 pl, 200 pl e 500 pl.

- Pipetas semi-automáticas ajustáveis; 200 ul e 2 ml.
- Misturador Vortex, SMI CAT N.º 2601
- Agitador de plataforma alternativo ou oscilante (400 rpm), LEEC, modelo RS/NETRIA, número de série. 9705/18.
- Contador gama, regulado para 125I.
- Tubos de ensaio de poliestireno esterilizados.
- Seringas esterilizadas: Lote n.º 00CO68A, HELM pharmaceutical; GMBH, Alemanha.

3.7. Kit Immunotech CA 15-3 IRMA

Foi utilizado o procedimento Immunotech CA 15-3 IRMA para medir os níveis do antigénio CA15-3 no soro das fêmeas sudanesas saudáveis, tal como descrito por Colomer et al (1989).

O kit immunotech CA15-3 IRMA utiliza dois anticorpos monoclonais; um anticorpo é específico para um epitopo na parte peptídica da proteína, enquanto o segundo anticorpo é dirigido contra a porção de hidratos de carbono. Isto assegura a especificidade máxima do ensaio para o antigénio CA15-3.

3.8. Reagentes fornecidos

Todos os reagentes do kit são estáveis até à data de validade indicada nos rótulos do kit se armazenados a 2-8oC.

* Anticorpo monoclonal marcador anti-CA 15-3 marcado com 125I; um frasco de 22 ml, o frasco contém 600 kBp de anticorpo monoclonal marcado com 125I com BSA, azida de sódio (<0,1%), Lote No: A46120.

* Tubos revestidos com anticorpo anti-CA 15-3. Lote n.º A46110.

* Padrões CA 15-3: 4 frascos + 1 frasco de padrão zero. Os frascos padrão contêm CA 15-3 humano na forma líquida com tampão, BSA e azida de sódio (<0,1%) para a construção de uma curva padrão cobrindo a gama de 0 a 250 U/ml. A concentração exacta está indicada em cada frasco. Números de lote J66300 e J66310.

* Soro de controlo. O frasco contém CA 15-3 humano em soro humano com azida de sódio (<0,1%). As concentrações aceitáveis estão indicadas no frasco. Após a abertura do frasco, este pode ser armazenado durante duas semanas a 2-8 o C, para um período mais longo armazenar a uma temperatura inferior a 20 o C após um líquido para evitar o crescimento bacteriano.

* Diluente: um frasco de 50 ml. O frasco contém BSA em tampão.

3.9. Método de ensaio para o CA 15-3

3.9.1. Princípio do ensaio

O ensaio CA 15-3 é um ensaio de duas etapas do tipo "sanduíche" em que são utilizados dois anticorpos monoclonais de ratinho, dirigidos contra dois epítopos diferentes da molécula.

As amostras ou padrões são incubados em tubos revestidos com o primeiro anticorpo monoclonal, o conteúdo dos tubos é então decantado e a presença de CA 15-3 na amostra é revelada por incubação com um segundo anticorpo monoclonal marcado com 125I. O conteúdo dos tubos é decantado após a segunda incubação e a lavagem elimina o anticorpo não ligado.

A quantidade de reatividade ligada medida num contador gama é proporcional à concentração de CA15-3. Os valores desconhecidos são determinados por interpolação a partir da curva padrão que representa as doses padrão em função da percentagem de ligação.

Preparação dos reagentes: Diluir as amostras e o controlo a ensaiar a 1/51, adicionando 10 ul de cada amostra a tubos e, em seguida, adicionando a cada tubo 500 ul do diluente, agitar suavemente antes do ensaio. No entanto, os padrões estão prontos a utilizar.

3.9.2. Protocolo

Os tubos revestidos com anti CA 15-3 foram rotulados para os diferentes padrões, controlos de qualidade e amostras de fêmeas.

Primeira incubação; pipetaram-se 200 ul de padrão, amostras ou controlo preparados como descrito acima para os tubos correspondentes; os tubos foram agitados suavemente, tapados e incubados durante 2 horas à temperatura ambiente de 18 C com agitação horizontal contínua (400 rpm).

Primeira lavagem: o conteúdo dos tubos foi cuidadosamente decantado, foram adicionados 2 ml de água destilada a cada tubo e imediatamente decantado com cuidado. O passo de lavagem foi repetido uma vez.

Segunda incubação: adicionaram-se 200 ul do marcador a cada tubo e a dois outros tubos para obter as contagens totais. Os tubos foram tapados e incubados durante 1 hora à temperatura ambiente (18-25 °C) com agitação horizontal contínua (400 rpm).

Segunda lavagem: o conteúdo dos tubos foi cuidadosamente decantado, exceto os tubos totais. Todos os tubos foram lavados com 2 ml de água destilada, exceto os tubos totais, e o conteúdo foi imediatamente decantado. O passo de lavagem foi repetido uma vez.

Os raios gama emitidos foram medidos no contador de raios gama de todos os tubos, incluindo os totais, para obter cpm ligados (B) e cpm totais (T).

3.10. Antigénio específico da próstata (PSA)

O sistema 125I-PSA IRMA permite a determinação quantitativa direta in vitro do antigénio específico da próstata humana (PSA) no soro humano.

3.10.1. Reagentes fornecidos

* Um frasco de marcador, 21 ml, contendo 740 kBq 125I-anti-PSA e anticorpo de captura anti-PSA em tampão.

* Seis frascos de padrões variaram de 0,0 a 50 ng/ml de PSA (WHO ECBS 96/668) em soro com 0,1% de NaN3

* Um frasco de soro de controlo com 0,1% de Kathon CG.

* Um frasco de imunossorvente magnético (MIS); contendo partículas paramagnéticas, tampão com 0,1% de NaN3

* Um frasco de tampão de lavagem concentrado 20 vezes, contendo 0,1% de NaN3

3.10.2. Método de ensaio para o PSA

Este método utiliza dois anticorpos monoclonais de elevada afinidade num sistema de ensaio imunoradiométrico (IRMA). Oferece um maior nível de sensibilidade e especificidade em comparação com os métodos RIA convencionais. O anticorpo-sinal marcado com 125I liga-se a um epítopo da molécula de PSA diferente do reconhecido pelo anticorpo de captura não marcado. Os dois anticorpos reagem simultaneamente com a molécula de PSA, formando uma sanduíche. Uma fase de lavagem é essencial para reduzir ao mínimo as ligações não específicas. A concentração de PSA pode ser determinada medindo a radioatividade do pellet de imunossorvente magnético num contador gama.

3.10.3. Protocolo

As amostras e os reagentes foram equilibrados à temperatura ambiente antes de serem utilizados. Foram etiquetados tubos de ensaio suficientes para o padrão, o soro de controlo e as amostras dos indivíduos. Os reagentes foram homogeneizados por mistura suave.

Foram pipetados 100 pl de cada padrão, controlo e amostras para os tubos correspondentes. Foram adicionados 200 Щ de traçador a cada tubo e bem misturados, e depois os tubos foram incubados durante duas horas à temperatura ambiente. Foram adicionados 500 Щ de MIS a cada tubo, bem misturados e incubados à temperatura ambiente durante 15 minutos. Os tubos foram colocados numa base magnética durante 5 minutos e os fluidos foram decantados. Foi adicionado um ml de tampão de lavagem a cada tubo e novamente separado na base magnética durante 5 minutos. O tampão de lavagem foi decantado de todos os tubos e a radioatividade foi medida durante 60 segundos em cada tubo.

CAPÍTULO 4
RESULTADOS

4.1. Cálculo dos resultados

Esta é a terceira fase do plano de investigação. A amostra foi classificada em três grupos, de acordo com o número de amostras recolhidas. A descrição da área é uma aldeia ou uma cidade, sendo o primeiro grupo representado pelas amostras recolhidas na cidade de Dongla, onde o laboratório principal do hospital de Dongla e o laboratório do SEAC participaram como centros de recolha de amostras, o segundo grupo, representado pela aldeia de Bena e Elseir, e o terceiro pela cidade de Elgoled.

Os resultados destes dois métodos são obtidos através de um método computorizado em que foi utilizado um software fornecido pela Agência Internacional da Energia Atómica (AIEA).

Para obter a emissão de raios gama de todos os tubos, as contagens por minuto de cada tubo foram contadas no contador gama e foi traçada uma curva padrão utilizando a percentagem de ligação (a contagem de cada padrão sobre a contagem total %) contra a concentração de cada padrão.

$$\text{Binding percent (B\%)} = \frac{\text{Count of Standard}}{\text{Total counts}} \times 100$$

A concentração de cada amostra foi calculada a partir da curva padrão através do cálculo da percentagem de ligação utilizando a fórmula acima; interpolação normal (Edward 1980).

4.2. Cancro da mama

4.2.1 Frequência das idades entre as mulheres sudanesas que participaram no estudo

665 mulheres sudanesas saudáveis do estado do Norte do Sudão participaram neste estudo para estimar os níveis normais do CA 15-3, que é utilizado como marcador tumoral do cancro da mama. 606 dessas mulheres são casadas e apenas 59 mulheres são solteiras.

As idades das mulheres solteiras variavam entre os 15 e os 44 anos, enquanto as mulheres casadas abrangiam os diferentes grupos etários. A maioria das amostras foi recolhida nas idades compreendidas entre os 25 e os 54 anos, o que é estatisticamente aceite. No entanto, as amostras recolhidas nos outros grupos não têm valores estatísticos. A distribuição de frequência das idades entre as mulheres participantes é apresentada na figura n.º 1.

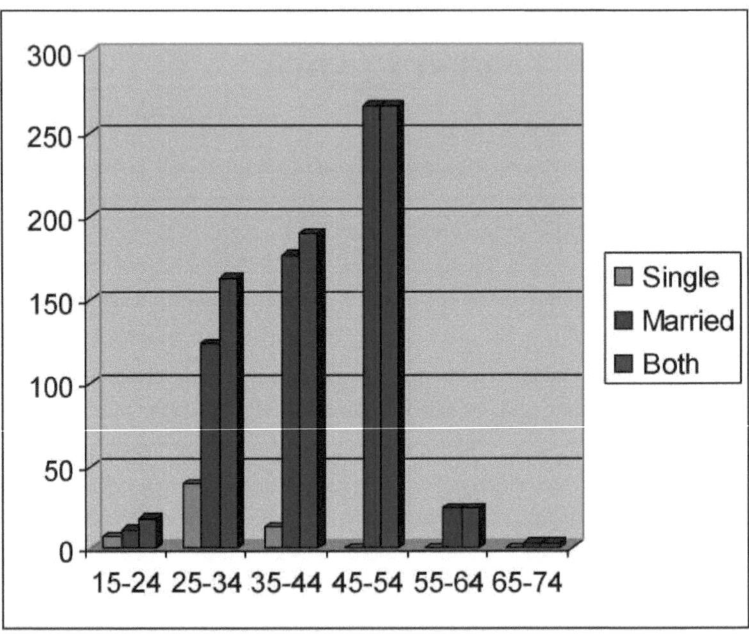

Figura 1 Distribuição da frequência das mulheres em função dos grupos etários

4.2.3 Resultados da CA 15-3

Entre as mulheres casadas, os valores mínimos de CA 15.3 foram iguais ou inferiores a 2 mlu/ml entre os grupos etários 15-54; enquanto o grupo etário 55-64 apresentou 5,2 mlu/ml como valor mínimo em comparação com 8,6 mlu/ml para o grupo etário 65-74 anos. O valor mínimo, independentemente da idade, foi de 0,1 mUI/ml. Os valores mínimos foram iguais ou inferiores a 0,1 mUI/ml entre os diferentes grupos etários, com 0,03 mUI/ml quando os resultados dos solteiros foram analisados independentemente da idade. Os resultados dos valores mínimos entre as amostras combinadas, independentemente do estado civil, são quase os mesmos que os das mulheres casadas. Verificou-se que os valores máximos aumentam com a idade entre as amostras combinadas e também entre as mulheres casadas, tendo-se observado um declínio no grupo etário dos 65-74 anos, mas as amostras são apenas 3, o que não reflecte a imagem real. Os valores mínimos e máximos para os diferentes grupos são apresentados no quadro 1.

Age group	Married females		Single females		Total samples	
	Minimum	Maximum	Minimum	Maximum	Minimum	Maximum
15-24	1.00	2.20	0.10	1.20	0.10	2.20
25-34	0.30	2.10	0.03	3.00	0.03	3.00
35-44	0.10	30.00	0.10	0.1	0.10	30.00
45-54	2.10	35.40	Volunteers not available		2.10	35.40
55-64	5.20	21.70			5.20	21.70
65-74	8.60	10.70			8.60	10.70
Total	0.10	35.40	0.03	3.0	0.03	35.40

Quadro 1 Valores mínimo e máximo de CA 15.3 em mIu/ml

No entanto, os valores médios para os diferentes grupos etários das mulheres casadas, solteiras e totais foram apresentados nas figuras 2.1, 2.2 e 2.3, respetivamente, enquanto os intervalos normais estimados, calculados como a média ± 2 desvios-padrão para os mesmos grupos, foram apresentados no quadro 2.

Os histogramas dos diferentes grupos foram apresentados nas figuras 3.1 e 3.2. A partir da tabela 2, é evidente que os intervalos normais de CA 15.3 podem ser estimados entre 0 e 30 mIu/ml para quem tem menos de 35 anos, independentemente do seu estado civil. No entanto, os valores normais para as mulheres casadas com idades compreendidas entre os 35 e os 55 anos podem ser estimados entre zero e 35 mUI/ml. Para os grupos etários acima dos 55 anos, devem ser recolhidas mais amostras. O mesmo intervalo foi também estimado a partir dos histogramas 3.1 e 3.2.

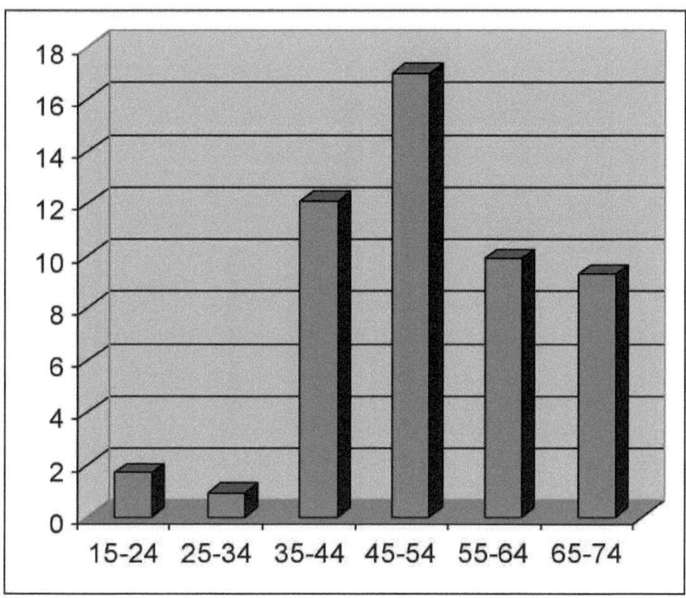

Figura 2.1 Valores médios do CA 15.3 (mIu/ml) entre as mulheres casadas

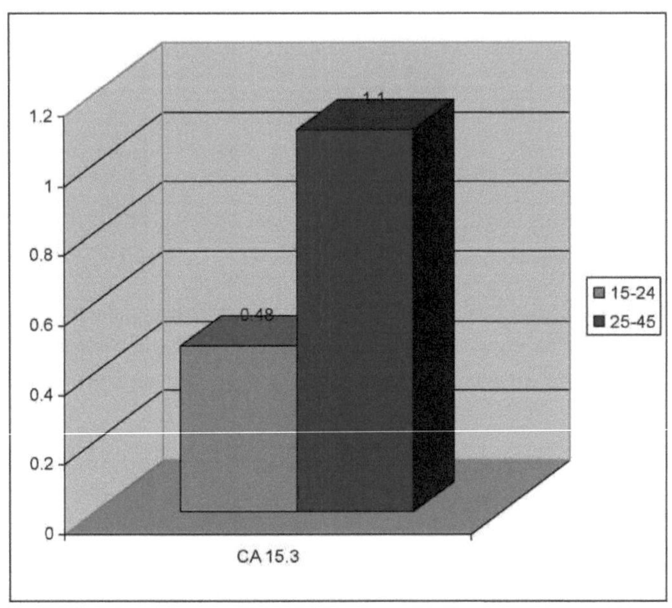

Figura 2.2 Valores médios do CA 15.3 (mIu/ml) entre as mulheres solteiras

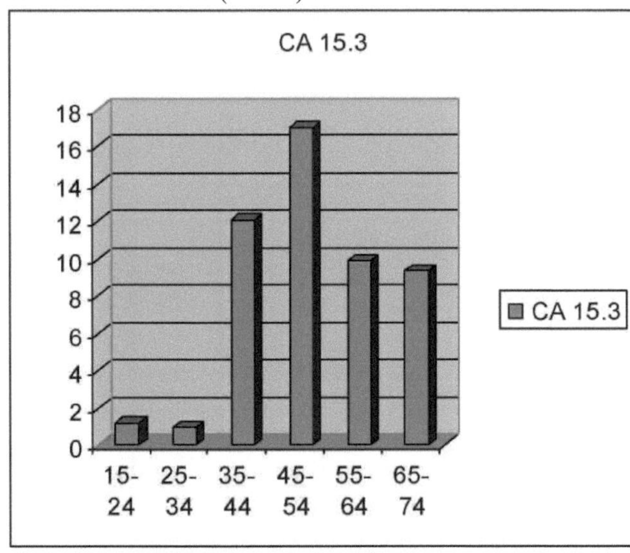

Figura 2.3 Valores médios do CA 15.3 (mIu/ml) no total das mulheres

Tabela 2 Intervalos normais de CA 15.3 (mlu/ml) para os diferentes grupos

Age group	Normal range for single females	Normal range for married females	Normal range for both
15-24	0.0 -1.49	0.39-2.91	0.0 - 2.87
25-44	0.0 -3.26	0.0 – 33.31	0.0 – 32.77
45-54	Volunteers not available	4.07-29.95	4.07-29.95
55-64	Volunteers not available	0.3-19.46	0.3- 19.46
65-74	Volunteers not available	6.88-11.72	6.88- 11.72
Total	0.41-0.97	11.17-12.69	0.0 - 29.98

O valor médio para as mulheres casadas do estado do norte do Sudão foi de 11,9 mUI/ml (o desvio padrão foi igual a 9,38) e os resultados variaram entre zero e 35, como mostra a figura 3.1, que é quase o mesmo que o intervalo calculado pela média ± 2SD; que variou entre zero e 31 mUI/ml.

Uma média igual a 10,9 mlu/ml (DP=9,52). Além disso, a figura mostrou um intervalo de zero a 36 mlu/ml em comparação com zero a 31 mlu/ml quando calculado por Média±2SD.

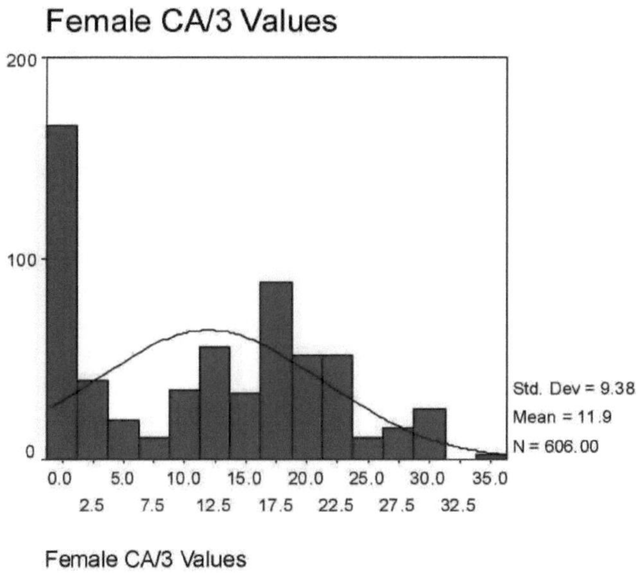

Female CA/3 Values

200
100
0
0.0 5.0 10.0 15.0 20.0 25.0 30.0 35.0
2.5 7.5 12.5 17.5 22.5 27.5 32.5
Std. Dev = 9.38
Mean = 11.9
N = 606.00
Female CA/3 Values

Figura 3.1 Histograma de CA 15.3 (mlu/ml) entre as mulheres casadas

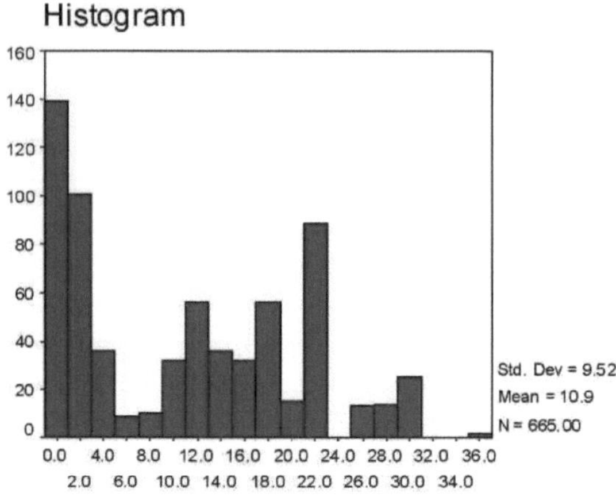

Figura 3.2 Histograma de CA 15.3 (mlu/ml) no total de mulheres

4.3 Cancro da próstata

4.3.1 Frequência de idades entre os homens sudaneses que participaram neste estudo

Participaram neste estudo 650 homens sudaneses saudáveis do Estado do Norte do Sudão, 553 dos quais eram casados e 97 eram solteiros. Os homens solteiros têm idades compreendidas entre os 24 e os 40 anos, enquanto os homens casados têm idades compreendidas entre os 30 e os 60 anos. O grupo etário mais frequente é o dos 35 aos 44 anos, seguido dos 45-54 anos e dos 25-34 anos, respetivamente, enquanto os grupos etários em cada extremidade têm o menor número de amostras que não apresentam valores estatísticos. A frequência das idades entre os homens agrupados é apresentada na figura 4.

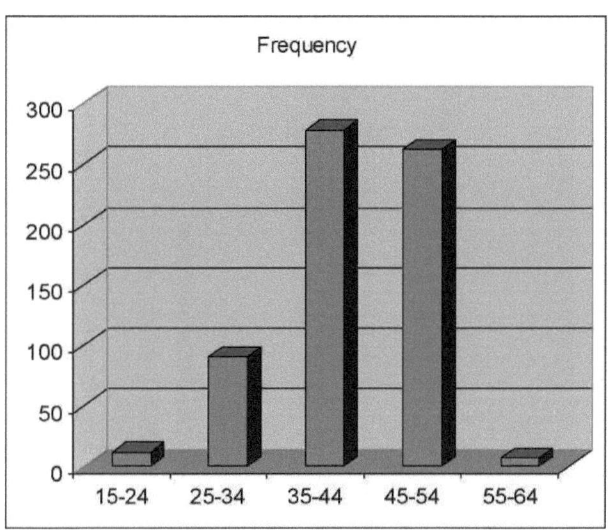

Figura 4 Distribuição da frequência da idade entre os homens que participaram neste estudo

4.3.2 Resultados do PSA

Verificou-se que os valores mínimos dos níveis de PSA eram inferiores ou iguais a 0,1 ng/ml para idades compreendidas entre os 15 e os 54 anos, independentemente do estado civil, enquanto o grupo etário dos 55-64 anos tinha um valor mínimo igual a 3,9 ng/ml. Verificou-se que os valores máximos aumentam com a idade; o valor mais elevado foi de 7,1 ng/ml. Os intervalos normais dos diferentes grupos etários, independentemente do estado civil, são apresentados na tabela 3; os intervalos foram calculados como média ± 2 desvios-padrão.

Age group	Minimum	Maximum	Range ng/ml
15-24	0.1	0.3	0 - 0.4
25-34	0.3	2.1	0.21 -2.25
35-44	0.0	5.3	0.92 - 4.44
45-54	0.03	4.6	0 - 3.47
55-64	3.9	7.1	2.32 - 7.28
Total	0.0	7.10	0 - 3.95

Quadro 3 Os intervalos normais de PSA (ng/ml) para os homens sudaneses, independentemente do estado civil

Os valores médios dos níveis de PSA nos diferentes grupos etários dos homens sudaneses, independentemente do seu estado civil, são apresentados na figura 5.1. É evidente que o valor médio aumenta com a idade entre os homens sudaneses. No entanto, o histograma dos resultados de PSA foi apresentado na figura 5.2.

É evidente que o intervalo normal de PSA para os homens sudaneses pode ser estimado como variando entre zero e 4 ng/ml, o que é o mesmo que os níveis de referência publicados.

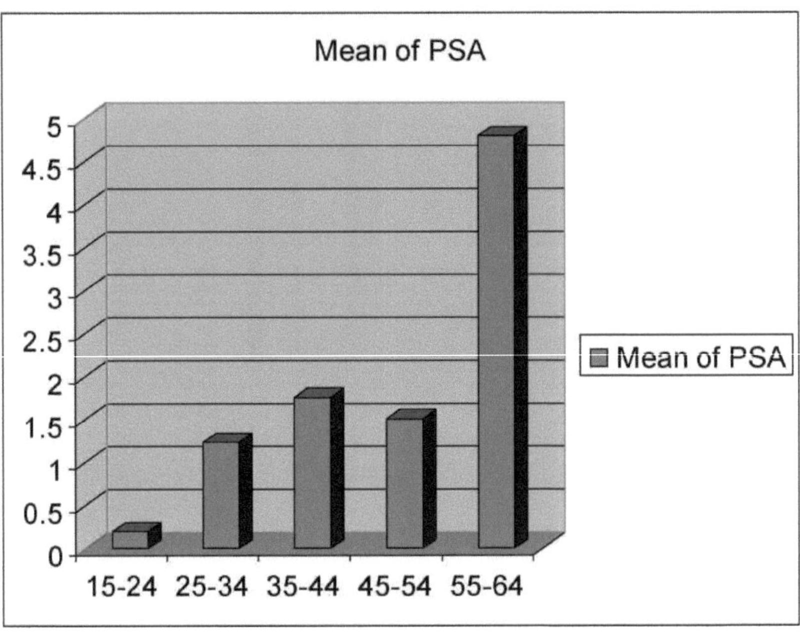

Figura 5.1 Os valores médios de PSA (ng/ml) entre os homens do norte do Sudão

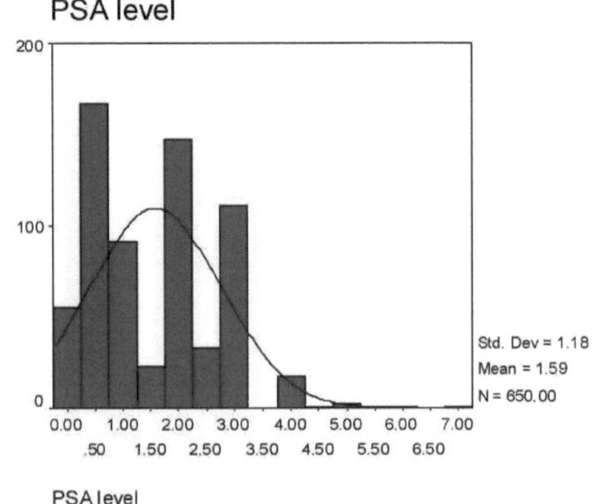

Figura 5.2 Histograma dos resultados de PSA entre os homens do norte do Sudão

CAPÍTULO 5
DISCUSSÃO

5.1. Discussão

O cancro da mama é um dos principais cancros que afectam a qualidade de vida de milhões de mulheres em todo o mundo, ao passo que a maioria dos homens com mais de 40 anos corre o risco de desenvolver cancro da próstata, o que afecta a sua capacidade de trabalho e, consequentemente, a qualidade das suas vidas será reduzida.

É sabido que a deteção precoce do cancro aumenta a resposta ao tratamento, seja ele cirúrgico, quimioterápico, radioterápico ou qualquer outra combinação. O maior problema que os médicos enfrentam na luta contra o cancro é o facto de a maioria dos casos lhes ter sido comunicada nos estádios III e IV; é muito raro comunicar o estádio I dos diferentes cancros, em especial entre a população dos países em desenvolvimento.

Devido à escassez de especialistas no diagnóstico e tratamento do cancro no Sudão e também porque existem apenas dois centros que prestam os seus serviços a mais de 30 milhões da população sudanesa. É extremamente necessário um método rápido e fiável para a deteção precoce dos cancros, o que poderia ser feito através da utilização de marcadores tumorais, especialmente entre as pessoas de alto risco, embora não exista um registo exaustivo do cancro no Sudão.

Para que os marcadores tumorais possam ser diagnosticados, devem ser estabelecidos os intervalos normais para cada marcador, uma vez que os seus níveis podem variar de região para região e mesmo dentro da região, dependendo de diferentes factores socioeconómicos. De acordo com os dados recolhidos pelo departamento de estatística do RICK, em Cartum, a população do norte do país está sujeita a um risco elevado de cancro, pelo que, neste estudo, foram estabelecidos os níveis normais para os cancros mais comuns.

5.2. Cancro da mama

Os níveis de CA 15-3, que é globalmente recomendado para ser utilizado como marcador tumoral para o cancro da mama, foram medidos em amostras recolhidas de mulheres saudáveis daquele estado. A faixa normal estimada para mulheres casadas, com idades entre 35 e 64 anos, foi semelhante à estabelecida internacionalmente, que varia de zero a 35 mIu/ml. No entanto, mais amostras devem ser feitas para as outras faixas etárias. O número de amostras recolhidas das mulheres solteiras revelou níveis mais baixos deste marcador em comparação com as casadas, mas o tamanho da amostra é muito limitado, pelo que deveriam ser recolhidas mais amostras.

É óbvio que as mulheres correm o risco de desenvolver cancro da mama quando a sua idade atinge os 25 anos ou mais, que pode ser a idade média de casamento no Sudão, a frequência de pacientes mostrou uma frequência elevada entre as mulheres férteis, o que pode levar a muitas questões e à relação entre a maternidade e a probabilidade de desenvolver cancro da mama. Entre as amostras recolhidas das doentes referidas, é evidente que a maioria delas tem níveis elevados de CA 15-3 e que essas mulheres foram clinicamente diagnosticadas como doentes com cancro da mama, pelo que este marcador pode ser utilizado como marcador tumoral para o cancro da mama.

5.3. Cancro da próstata

Os intervalos normais estimados para os diferentes grupos etários, quer se trate de homens solteiros ou casados, são quase os mesmos que os valores de referência internacionais, que variam entre zero e quatro ng/ml.

A partir dos resultados do PSA para os doentes que foram encaminhados para o laboratório de RIA do SAEC. É evidente que o risco de contrair cancro da próstata aumenta com a idade e começa nos homens com mais de 40 anos, uma vez que não foi encontrada nenhuma amostra de um homem com menos de 44 anos, o que está de acordo com a literatura.

Verificou-se que os valores médios dos diferentes grupos eram superiores ao limite superior estimado para os homens saudáveis e também que quase 75% dos homens de cada grupo apresentavam níveis elevados de PSA e, como esses doentes foram clinicamente diagnosticados como tendo cancro da próstata, isto apoia a ideia de que o PSA pode ser utilizado como marcador tumoral.

CAPÍTULO 6
CONCLUSÕES E RECOMENDAÇÕES

6.1 . Conclusões

- As gamas normais de CA 15-3 para as mulheres sudanesas do estado do Norte (35-64 anos de idade) foram estimadas e consideradas como sendo de 0-35 mlu/ml.
- Foram calculados os intervalos normais de PSA para os sudaneses da mesma zona e, mais uma vez, verificou-se que eram bastante semelhantes aos internacionais; variavam entre zero e quatro ng/ml.
- O risco de contrair cancro da mama começa a partir dos 25 anos.
- O risco de contrair cancro da próstata começa a partir dos 40 anos de idade.
- As formas de alimentação foram alteradas na população dos Estados do Norte.
- Devido à dependência da agricultura, existe uma enorme concorrência na utilização de fertilizantes químicos.
- O papel do casamento de relevante é um hábito famoso, que está rodeado de vários problemas de saúde.
- A frequência da gravidez parece ser elevada, o que significa reduzir o período entre uma criança e outra e, por conseguinte, reduzir o período de amamentação de cada uma delas pela mãe.

6.2 Recomendações

- A educação sanitária da população é essencial para reduzir o uso de fertilizantes químicos e alimentos conservados.
- Devem ser analisadas mais amostras de fêmeas solteiras da mesma área, e os estudantes da Universidade de Dongola podem ser convidados a participar neste estudo.
- Devem ser efectuados intervalos normais para a população das outras regiões do Sudão.
- Os investigadores são aconselhados a avançar com estes estudos, a fim de utilizar os dados obtidos em todo o Sudão para construir uma base de dados sobre o cancro da mama e da próstata no Sudão.
- Outros marcadores tumorais devem ser abordados para completar o mapa dos níveis de marcadores tumorais.
- É importante aumentar o conhecimento da população sobre o planeamento familiar.
- Incentivar a utilização de fertilizantes naturais.
- Incentivar as pessoas a reduzir e, melhor ainda, a evitar o consumo de álcool.
- Aconselha-se vivamente a utilização de todos os tipos de meios de comunicação para mostrar o perigo da utilização de vinho natural.

Atenção: um resultado negativo NUNCA significa que não tem um cancro em fase PRECOCE, mas simplesmente que não há cancro detetável pela biologia neste momento: no entanto, é uma boa notícia para si.

Um resultado claramente positivo num determinado marcador, ou melhor, em vários, significa que receberá um comentário chamando a sua atenção para a possibilidade de doença e sugerindo uma visita imediata ao seu médico.

Referências

Bates SE e Longo DL. (1991) Utilização de marcadores tumorais séricos no diagnóstico e tratamento do cancro. Semin Oncol 14:102-38.

Chapman R. C. et al (1983) ImmunoAssay for Clinical Chemstry. 2ª edição. W. M. Hunter e Jet Corrie. Churchill Stone.

Colomer R,. Ruibal A, Genolla. J, Rubio. D, Del Camps. J,. Bodi. H,. Salvador. L. (1989) Níveis circulantes de CA 15-3 no doente poatsurgical

Edward P. R. (1996) Immunoassay. Dados essenciais. 1ª edição. John Wiley and Sons.

Eissa S. (1998) Tumor Markers. 1ª edição. Chapman and Hall.

Misereza AR, Gunes I et al. (1991) Clinical value of a mucine-like carcinoma associated in monitering breast cancer patients in comparison with Ca 15-3. Eur J Cancer. 27:126-31.

O'Brien DP,Horgen PG, et al. (1992) A reliable indicator of metastatic bone disease in breast cancer patients. Ann Roy Coll Surg Eng. 74:9-12.

Sackett DL, Rosenberg WMC, Gray JA, Haynes RB, Richardson WS. (1996) Evidence based medicine: what it is and what it isn't. BMJ 312:71-2.

Safi F, Kohler I et al. (1989) Comparison of CA 15-3 and CEA diagnosis and monitering of breast cancer. Int J Biol Markers. 4:207-14.

Stieber P, Aronsson AC, Bialk P, Kulpa J, Molina R, et al. (1999) Tumor markers in lung cancer: Recomendações do EGTM. Anticancer Res 19:2817-9.

Sturgeon CM. (2001) Tumor markers in the laboratory: closing the guideline practice gap. Clin Biochem 34:353-9.

Painel de Peritos em Marcadores Tumorais (ASCO). (1996) Clinical practice guidelines for the use of tumor markers in breast and colorectal cancer. J Clin Oncol 14:2843-77.

Wulach J. S., Wu J. T. e Nakamura R. M. (1997) Human Circulating Tumor Markers; Current Conceito e Aplicações Clínicas. 1ª edição. Sociedade Americana de Patologia Clínica.

More
Books!

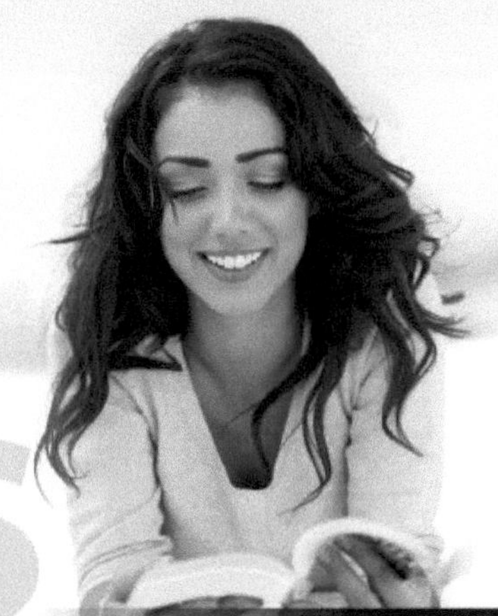

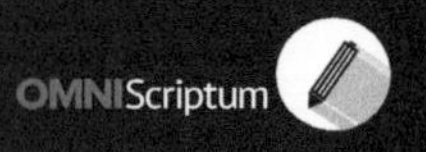
OMNIScriptum

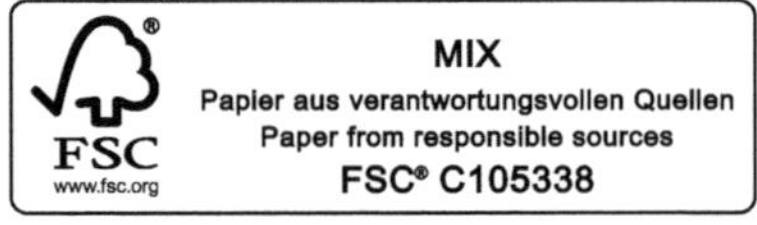

Printed by Books on Demand GmbH, Norderstedt / Germany